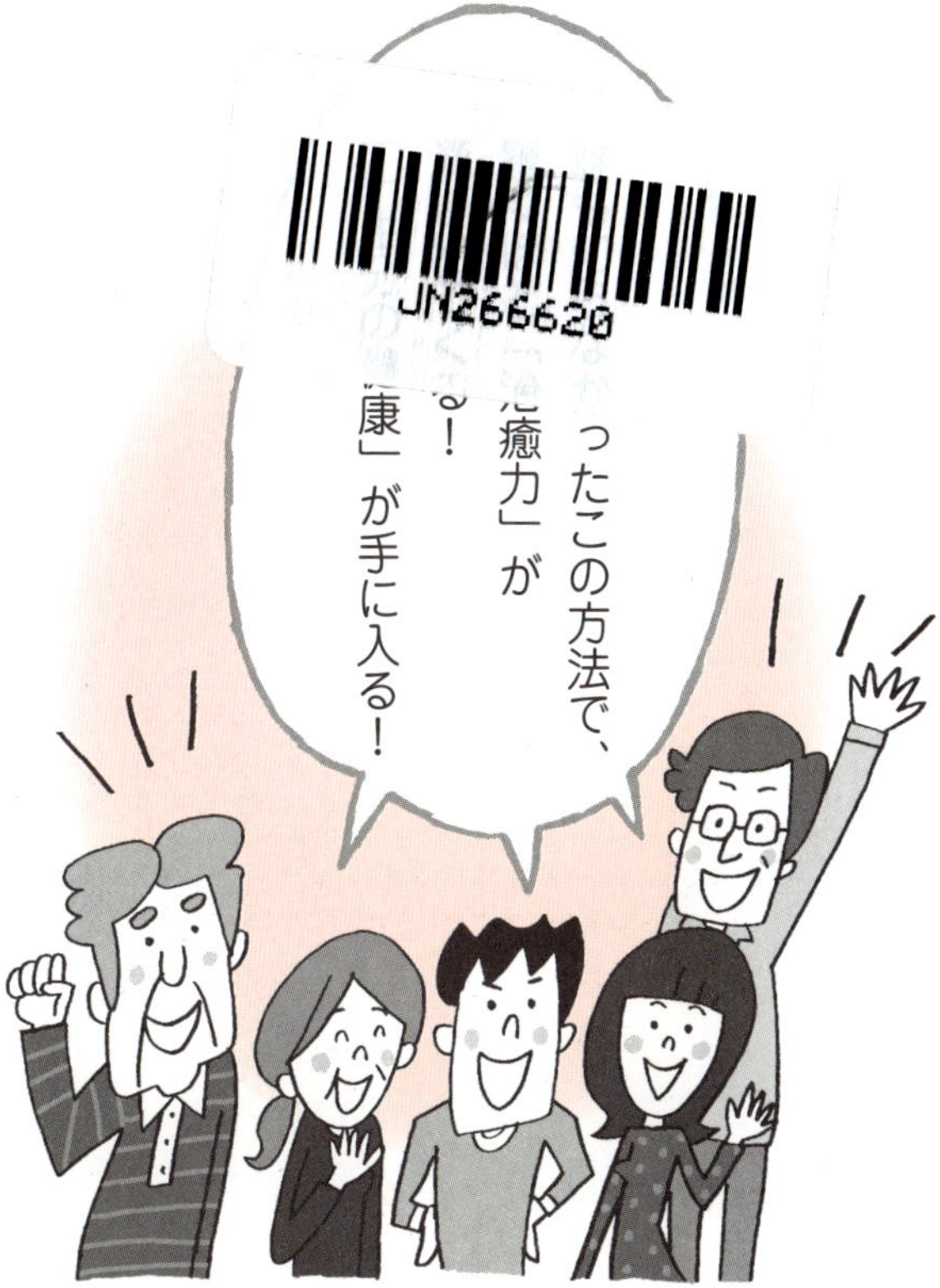
ったこの方法で、
癒力」が
る！
康」が手に入る！

プロローグ

# 予約殺到の医師が治療の極意をすべて伝授!
# 誰でも、簡単にできる「奇跡の自己健康法」!

みなさん、はじめまして松久正《まつひさただし》です。

私は、神奈川県の古都鎌倉市にある診療所の院長をしています。

私の診療所では、なんとなく体の調子が悪い人から、肩こり、腰痛、頭痛といった日常的な症状に悩む人、糖尿病などの生活習慣病、アトピー性皮膚炎、先天性疾患《しっかん》、膠原病《こうげんびょう》、内臓疾患、さまざまな難病、ガンの患者さんまで、あらゆる症状・病気に対して治療を行なっています。

私は西洋医学を学んだ医師でありながら、患者さんに対してクスリは一切処方しません。

注射も手術もしません。

私がすることは、患者さんの首や背骨をさわるだけです。

私の行なっている「特別な治療」は、それだけでさまざまな症状を改善させることができます。

## おまじないや民間療法ではありません。世界最先端のれっきとした医療です！

こういうと「気休めや民間療法のたぐいだろう」「信じられない」と思う方も多いでしょう。

でも、ご安心ください。私のメソッドは、

**①私が整形外科医としてこれまでに培《つちか》った西洋医学の知識と経験**

を土台に、

**②アメリカの大学で学び、現地のクリニックで10数年間磨いた「ガンステッド・カイロプラクティック」の技術**

（注……「ガンステッド・カイロプラクティック」は日本の一般的な「カイロプラクティック」とは異なります。世界最高水準にあるアメリカの医療界でも認められ、広く治療に応用されているれっきとした医療です）

と、さらに、

**③長年研究してきたエネルギー医学や量子学、解剖学の考え**

を加えて完成した〝**画期的でまったく新しい、かつ安心な治療法**〟です。

これまで私の診療所を訪れた患者さんの中には、**〝まさに奇跡〟**とも思われるような回復をなさった方がたくさんいます。

さらに、悩まされていた症状が改善されていくのはもちろんのこと、

- ☑疲れにくくなった
- ☑風邪をひきにくくなった
- ☑よく眠れるようになった
- ☑肌や髪がきれいになった
- ☑やせて体が軽くなった
- ☑やる気がわいてきた

……etc.

のように、思いもよらない**〝うれしい副作用〟**が現われることが多いようです。

しかし、これからご紹介する私のメソッドの〝仕組み〟を知れば、これらの現象は奇跡でも偶然でも、また特別の幸運でもないとわかるはずです。

## なぜ、誰も「この重要なこと」に注目しないのか!?

私の治療をひと言で説明するなら、

**病気や不調の元となる「神経の流れの狂い」を正して、細胞のすみずみまでイキイキと元気にする**

ということです。

「神経の流れが狂うってどういうこと？」

「神経の流れと健康ってどう関係あるの？」

……

など不思議に思われても仕方ありません。

これから本書で順を追ってできるだけわかりやすくご説明していきますが、

**体のどこかに不調が起きたり、病気になったりするのは、**
**外傷や一部の例外を除き、**
**脳からの指令を体のあちこちに伝える「神経の流れ」が乱れているから**

だと私は考えています。

この脳からの「神経の流れ」は、心臓や肺、胃、腸、それに血管、筋肉といった臓器や組織を順調に働かせ、そのすべての動きを支配しています。

また、私たちが生まれながらにもっている**「病気を防ぐ力＝免疫力」**や、**「ケガや病気を治す力＝自然治癒力」**とも大きく関係しています。

このように**「神経の流れ」は私たちの生命にとって最も重要なことで、これを常によくしておけば、病気の予防と改善に役立つことは疑うことのできない事実**なのです。

## "健康な体"を手に入れる方法は、案外簡単なこと

もし、あなたが体に起きた症状や病気を抱えて病院へ行ったとしたら。医師から「なぜ、その症状が起こったか」、生活習慣やストレス、加齢、あるいは専門的な用語を使った説明がなされることでしょう。

私も西洋医学を学んだ医師ですから、そうした説明ができることも、もちろん承知

しています。

しかし、難しく考える必要はありません。人の体の仕組みに目を向けて考えれば、答えはとてもシンプルであると気づくのです。

**病気になるのは、単に、細胞や臓器が元気に働くことができないから――。それはほとんどの場合、神経の流れに問題が起きて、狂わされているからです。**

反対に、神経の流れをスムーズにするだけで、体はイキイキとした〝**生命エネルギー**〟で満たされます。

内臓は元気に働き、私たち人間が本来持っている生命力（健康であろうとする力・自然治癒力）もよみがえります。

**「病気を寄せつけない強い体」が自然と手に入る**のです。

# 生命の〝最重要ポイント〟を刺激する画期的新療法！

本書では、神経の流れをよくするために、簡単にできて速効性のある、とっておきの方法**「ピンポイント療法**（神経スポット療法／自己神経調整法）**」**をご紹介します。

1回1分、1日に目標5分、「首のうしろを押す」だけ。

たったそれだけで、自分で簡単に神経の流れを整えることができます。

「ピンポイント療法」は、もともとは、私の診療所に通う患者さんたちがご自宅でもできるよう〝補助的な治療法〟として考案したものです。

それが、驚くほどの効果を秘めた方法だったため、私の予想をはるかに上回るほどのご好評をいただきました。

## どこでも、いつでも、誰でも、指1本でできる!

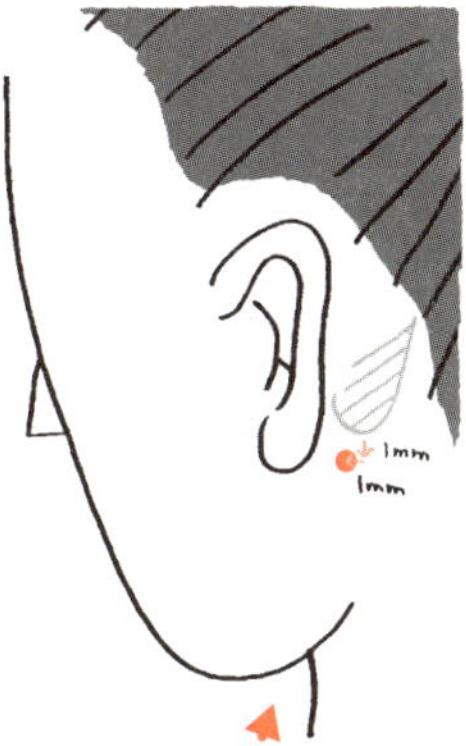


耳たぶのつけ根の裏側にあるかたい、大きな骨の出っぱり(乳様突起)のすぐ下が押すポイント

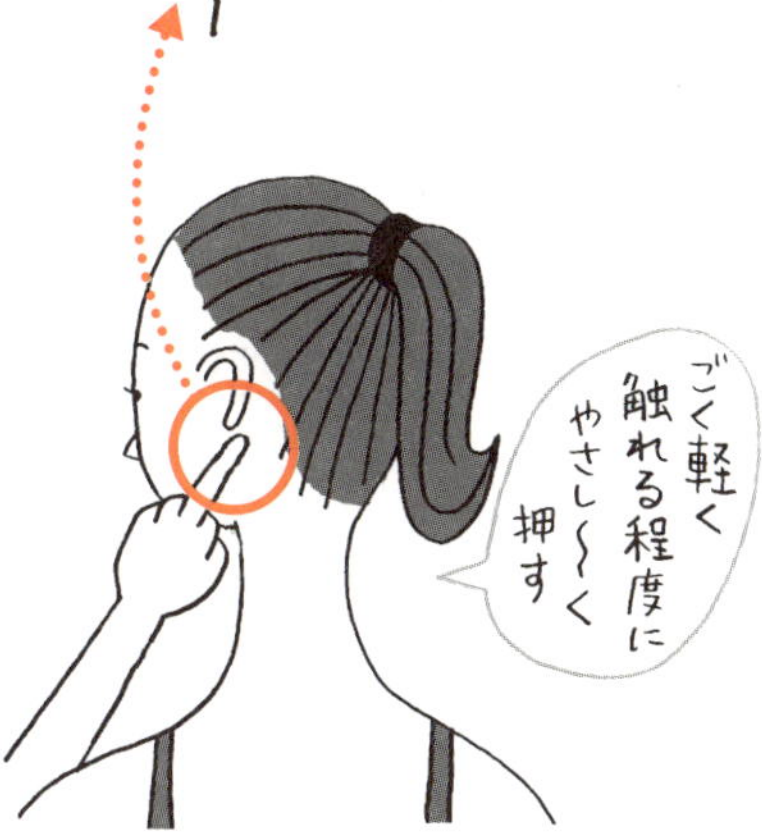


(詳しくは95ページより)

# 「ピンポイント療法」6つの魅力

4

体に負担の大きい動作や
激しい運動は必要ないから、
安全でケガをしない

5

赤ちゃんからお年寄りまで、
性別・年齢を問わず、
幅広く実施可能

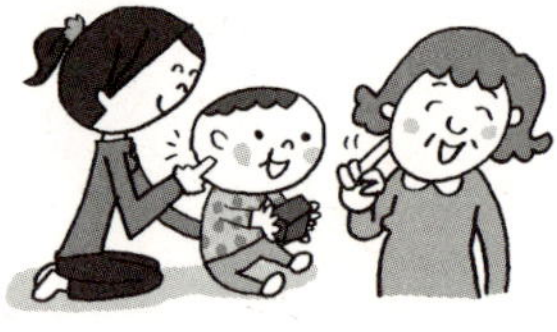

6

すぐに効果が出るだけでなく、
「気持ちがいい!」から、
ずっと続けられる

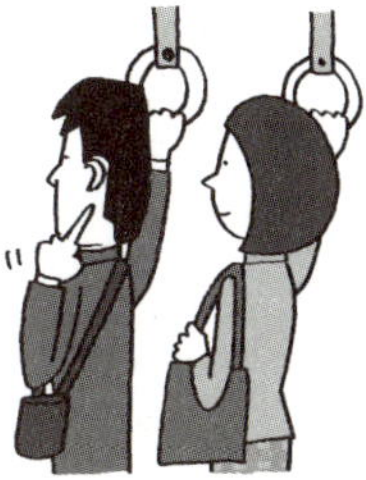

1

短時間で効率的に健康が手に入る

2

必要なのは、指1本。
だから、誰でも、簡単に、
今すぐはじめられる

3

時間がない人でも、
通勤途中に、仕事の合間に、
テレビを観ながら……
いつでもどこでもできる

この「ピンポイント療法」で、みなさんもきっと、体調はどんどんよくなり、**「いつも軽やかで調子のよい体」「冴えた頭脳」「ポジティブな心」を兼ね備えた〝もっと輝く自分〟に出会える**はずです。

## すべてを解決する答えは「首」にあった！

なぜ「首のうしろを押すだけ」で、そんなことが可能なのでしょうか？
みなさんも疑問に思われたことでしょう。

これも後ほど詳しくご説明しますが、**首には〝神経の元締め〟であり、脊髄《せきずい》（脳から背骨の中を通って伸びている太い神経）の出発点でもある第一頸椎《だいいちけいつい》がある**からです。

脳からすべての臓器への指令は、第一頸椎を必ず通って下りていきます。

## 神経のつまりを取ると奇跡が起きる！

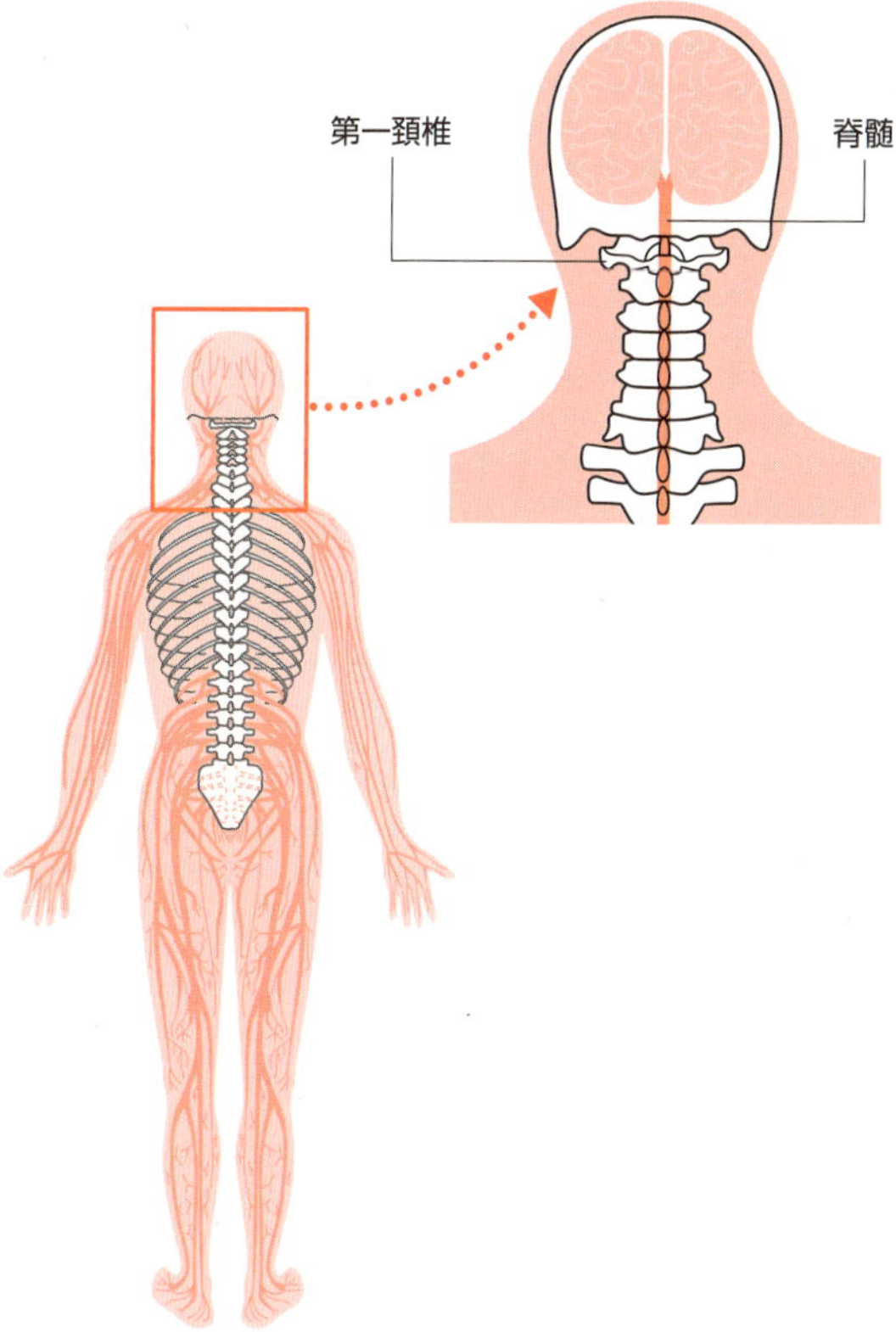

したがって、神経の流れの狂いが背骨のどこにあるかを探さなくても、**第一頸椎の神経の流れをよくすれば、その下にあるすべての神経によい影響を与えられる**のです。

もちろん、私が行なう治療のように全身すべての神経の流れを正すものではありませんが、それでも日々わずかな時間で安全に行なうことができるうえ、神経の流れが確かに改善されます。

## だから、来院しないでほしいのです！

私が心から願っているのは、**「医者や病院、つまり医療を必要としない社会」**です。

つまり、医療機関を訪れる人もなく、私の診療所もガラガラという状態です。

言い換えれば、**「病気や不快症状を抱く人が存在しない未来」**を、強く望んでいるのです。

**本書を手にしたあなた自身に、あるいは大事な家族、友人の中に、健康不安があれば、いますぐ「ピンポイント療法」をぜひ、一度試してみてください。**

「本当かな?」と疑ったり、「できるかな……」と不安に思ったりする気持ちが心のどこかに見え隠れしたら、何よりもまずその思いを捨ててください。

このメソッドで、あなたが〝望む未来〟を手に入れられるかどうかは、

**①あなたが本来もっている〝すばらしい力〟を信じること**

そして、

**②それを引き出すのがこの「ピンポイント療法」であると確信すること**

にかかっているからです。

**健康は、医者やその他の誰かがあなたに与えてくれるものではありません。**
**しかし、あなた自身の手で、必ずかなえることができます。**

そのことを実感するのは、「ピンポイント療法」を行なったあなた自身であることを願い、お話を進めていくことにします。

松久　正

## 本書の効果的な使い方

「ピンポイント療法」をすぐにでも試してみたい! と思っていらっしゃる方も多いと思いますが、はやる気持ちを抑えて、まずは本文を最後まで読んでみてください。

なぜなら、ただやみくもに行なうのと、

- 「ピンポイント療法」で自分の体に何が起こるのか
- どういう仕組みで健康になるのか

を理解してから行なうのとでは、**その効果に大きな差**が出るからです。

途中、体の部位など専門用語が出てくるところもありますが、一字一句を理解する必要はありません。なんとなくでもイメージできればそれでOK。

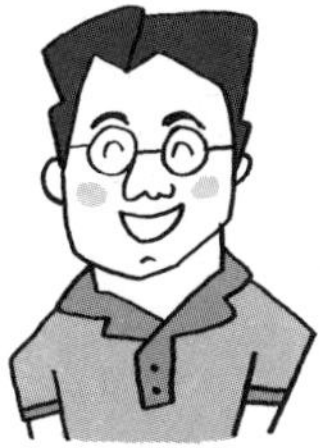

あなたの主治医は
「あなた自身」です。
さあ、はじめましょう!

# 本書には、こんなうれしい7つの効果がある!

## 美容

5 美肌、ツヤ髪をつくり、
若々しさをキープ

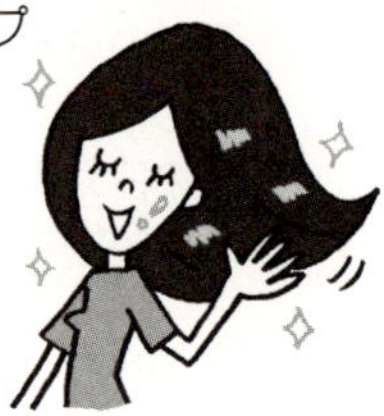

6 代謝が活発になり、
ぜい肉が消える

7 男性は筋肉のついた
引き締まった体、女性はメリハリの
ある美しい体が手に入る

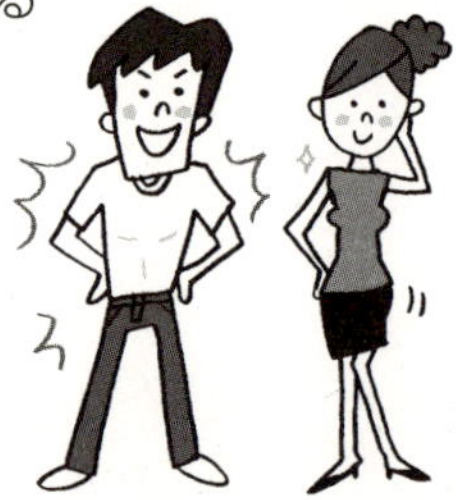

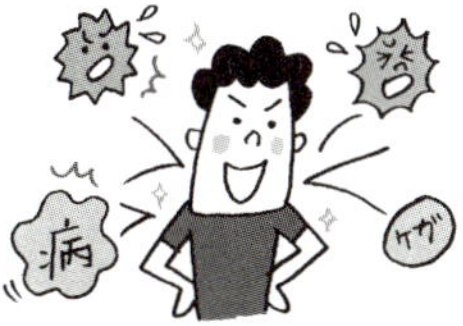


健康

1 免疫力・自然治癒力が高まり、病気やケガに強い体質をつくる

2 眠りの質が上がり、その日の「疲れ」をその日のうちに一掃できる

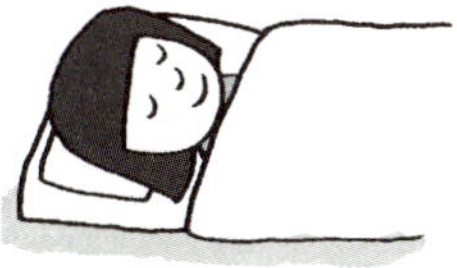

人生

3 ストレス解消。心と体が軽くなり、毎日の生活に張りが出る

4 脳に十分な栄養が行き渡り、集中力、記憶力、発想力……がアップする。勉強、仕事がはかどる

もくじ

プロローグ
予約殺到の医師が治療の極意をすべて伝授！
誰でも、簡単にできる「奇跡の自己健康法」！……4

Part 1
この「ピンポイント療法」を知っていれば
どんな病気も、防げる、治る！
——クスリを使わない、手術をしない

◇なぜ、病院の待合室はいつも病人で溢れているのか？……32
◇最先端医療に従事してきた私だからこそ、いえること……34
◇痛みや症状は、決して「悪いもの」ではない……38
◇日本人の8割は〝半病人〟!?……41

◇【健康の新常識】クスリを飲みすぎると免疫力は低下する！…… 44
発熱・風邪――風邪グスリは風邪に効かない!? …… 45
アトピー性皮膚炎――ステロイド剤は「免疫抑制剤」…… 46
ガン――治りたければ治療はするな!? …… 48
椎間板《ついかんばん》ヘルニア――手術しても再発の可能性は大 …… 49
◇究極の目標は、自然治癒力が〝働く必要のない〟体 …… 51

# Part 2 人はなぜ病気になるのか、なぜ治るのか
――意外と知らない〝体の仕組み〟

◇「神経の流れの狂い」がすべての不調の始まりだった！…… 56
◇病気になる「メカニズム」① 臓器や細胞が元気に働けない …… 60
◇病気になる「メカニズム」② 「自然治癒力」がうまく働かない …… 62

◇**病気になる「メカニズム」③**
交感神経・副交感神経のバランスが崩れる……66
◇あなたの病気も、必ずよくなる！……69

## Part 3
# 「首のうしろを押すだけ」でどうして弱った体がよみがえるのか
## ——体がみるみる変わるスイッチオン！

◇神経と全身の関係——体のこんな〝サイン〟を見逃すな！……74
◇「首のうしろ」に、全身の健康・不健康のカギを握る〝秘所〟があった！……79
◇「神経の通り道」を〝大そうじ〟する唯一の方法……84
◇ピンポイント療法の効果を「最大」にまで高めるコツ……90
**コラム** 背骨は〝生命エネルギーの通り道〟……89

Part 4

## 〈今すぐ実践〉たった1分で、体の奥の奥から元気になる!
——痛みも不調も根こそぎ退治!


◇STEP1 〈極まれば治る!〉押す位置の「見つけ方」…… 96
◇STEP2 〈覚えておきたい!〉よく効く正しい「押し方」…… 102
◇STEP3 〈やってみよう!〉一度試せば、実感できる…… 104
◇STEP4 〈身につけよう!〉効果が加速する「呼吸法」…… 106
◇Let's try "治癒スパイラル"を呼び込もう!…… 111
◇〈Q&A〉松久先生に質問!
こんなときは、どうすればいいの?…… 113
コラム 慢性痛は脳の"誤作動"…… 122

Part 5
「ピンポイント療法」をさらにパワーアップさせる3つの方法
——まるで別人!? 体質改善、細胞から生まれ変わる!

◇「手っ取り早く、しかも最大限の効果を得たい!」というあなたへ …… 124
◇【蒸しタオル法】疲れを癒し、ゆるゆるリラックス …… 125
◇【神経ストレッチ法】緊張をほぐして、副交感神経もアップ …… 128
◇【センタリング】「へその下」を押して、〝生命力〟を活性化 …… 135

Part 6
「神経の流れを狂わす」5つの原因
——知っておきたい!

◇この5つのことを取り除けば、
毎日はもっと、スッキリ快適になる！……142
◇〈その1〉物理的ダメージ……144
◇〈その2〉体に負担となる悪い姿勢や動作……147
◇〈その3〉睡眠不足……151
◇〈その4〉食品添加物……156
◇〈その5〉不安や恐怖といったマイナスの感情……160
◇「自分の体は自分で守る」が基本……164
コラム 人生最初の危機!? 産道を通るときに背骨がゆがむ……146
コラム 神経の流れが整うと、うれしい変化がいっぱい起こる！……168

Part 7

## 体験者に起こった奇跡の物語

◇3カ月でガンが消え、健康体に！〔20代・保育士〕……173
◇アトピー性皮膚炎が1カ月で好転！〔生後3カ月・女児〕……176
◇あきらめていた赤ちゃんを授かった！〔30代・主婦〕……179
◇関節のつらい痛みも消えて、クスリが手放せた！〔40代・会社員〕……182
◇脳出血の後遺症が驚くほど改善！
しびれ、痛みが消えた！〔50代・会社員〕……184
◇食事制限なし、運動なしで、体重20キロ減！〔10代・学生〕……187

本文DTP◎株式会社ウエイド
本文イラストレーション◎野田節美
編集協力◎清水きよみ

# Part 1

## ――クスリを使わない、手術をしない
## この「ピンポイント療法」を知っていれば
## どんな病気も、防げる、治る！

# なぜ、病院の待合室はいつも病人で溢れているのか？

病院はいつ行っても混んでいる――。

そんな風に思ったことはありませんか？

私はその原因のひとつを、さまざまな症状や病気を抱えていながら、何か治療をしても、改善または完治せずに苦しみ続ける人が増えているからだと思っています。

いろいろなクスリを試してみた、手術もしてみた。そうして一時的に改善したように思えても、痛みや苦しみは消えない……。

そんな現状に身を置いている人が多いと実感しています。

もちろん、急性疾患や事故など、緊急的にクスリや手術が必要な場合が医療現場には必ずあります。

けれど、それ以外のほとんどの症状や病気において、痛みが出たらクスリで抑える、悪いものが見つかったら切除してしまうというのは、たとえるなら、**病気という火事が起きている現場で、火元を消さずに、火災報知器の音を強引に止めるようなもの。**

**「原因」ではなく、「結果」を〝表面的に〟変えているに過ぎない**のです。

つまり、今の医療は、熱が出たら解熱剤《げねつざい》、痛みには鎮痛剤《ちんつうざい》、セキにはセキ止めというように、とりあえずクスリで症状をやわらげ、患者さんの自然治癒力（人間の体に備わっている病気を治す力）で病気が治るのを**〝ただ待っているだけ〟**のことなのです。

# 最先端医療に従事してきた私だからこそ、いえること

とても大事なことなので、繰り返しますが、すべての痛みや症状は、体を狂わせる「原因」が存在するがための「結果」であり、この「結果」をクスリで抑えつけたり、検査で数値が足りなければクスリで補充したり、また、手術で取り去ってしまったり交換したりするのでは、まったく解決にはいたりません。

**本来やるべきことは、体を狂わせる「原因」を特定し、それを正す**ことです。

いまの世の中で行なわれている医療は、すべて「結果」をいじっているだけで、決して「原因」を正していない——。

こう断言できるのは、私自身が、これまでその医療に直接携わってきたからです。

## クスリは症状を一時的に抑えているだけ……

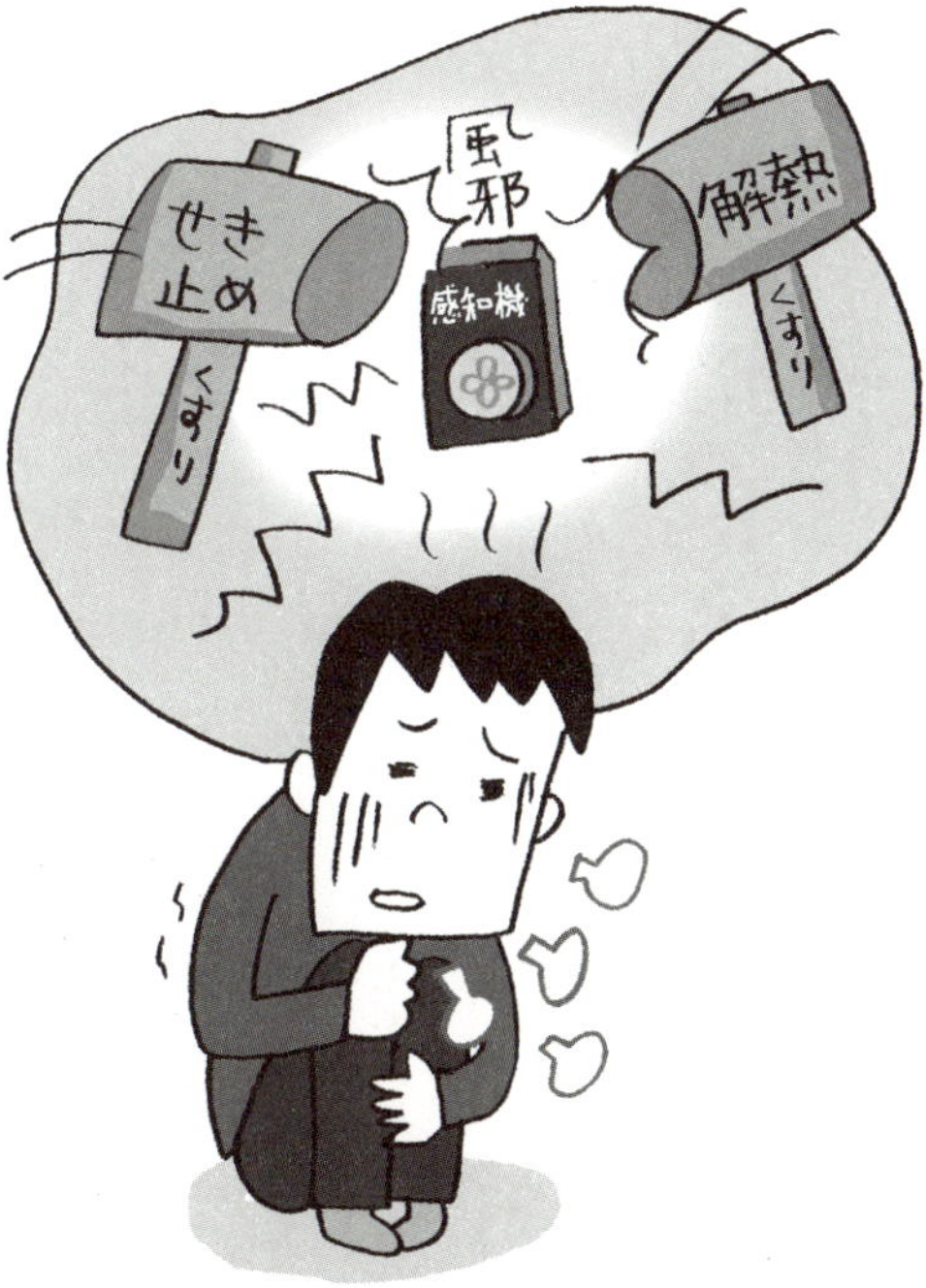

現在は手技《しゅぎ》（クスリや道具などを一切使わずに素手だけで行なう療法）のみで患者さんを治療している私ですが、かつては大学病院をはじめ、いくつかの総合病院に勤務する整形外科医でした。

当時の私は背骨の手術や人工関節手術、骨折などの外傷手術といったものを含めて、週に30例というペースで手術をこなす生活を10年間続けていました。

整形外科専門医の資格も取得し、私がチームで手掛けた手術の総数は５０００例以上。最先端医療の担い手のひとりとして、毎日のようにメスを使って治療をしていたのです。

そんな毎日を送るうちに、「人を治す」という医療の根源に疑問を抱くようになりました。

手術が成功して患者さんが元気になって退院していく――。そんなときは、医師として至上のよろこびを感じるものです。

しかし、多くの患者さんは、決して病気が治ったと呼べる状態になったわけではなく、再発しては何度となく手術を繰り返す人も決して少なくありません。

薬物療法にいたっては、症状を一時的に抑えるだけ。

しかも、よく効くといわれるクスリほど副作用が強く、患者さんがそれに苦しむ姿を目《ま》の当たりにして、わがことのようにつらかったのをよく覚えています。

西洋医学は、人体の仕組み（臓器や血液、組織など）の徹底的分析と、その研究から、体系的な医療をつくり、人類の発展に大きな貢献をしたすばらしいものであることに議論の余地はありません。

しかし、**クスリや手術では、病気の原因は治らない――**。

皮肉なことに、これが、私が医師として得た〝最終的な結論〟でした。

# 痛みや症状は、決して「悪いもの」ではない

そもそも、痛みや症状はどこからくるのでしょう？

大半の方は、痛みや症状は「悪いもの」で早く消し去りたい、今すぐ自分から切り離したいものとお考えではないでしょうか。

果たして、本当にそうなのでしょうか？

**実は、自然治癒力が働く反応そのものが、痛みであり、症状**です。

たとえば、下痢は〝体の大そうじ〟であり、発熱は〝消毒〟であり、セキは〝異物の排出〟です。

## 発熱は、体が病気を治そうとしている証拠!

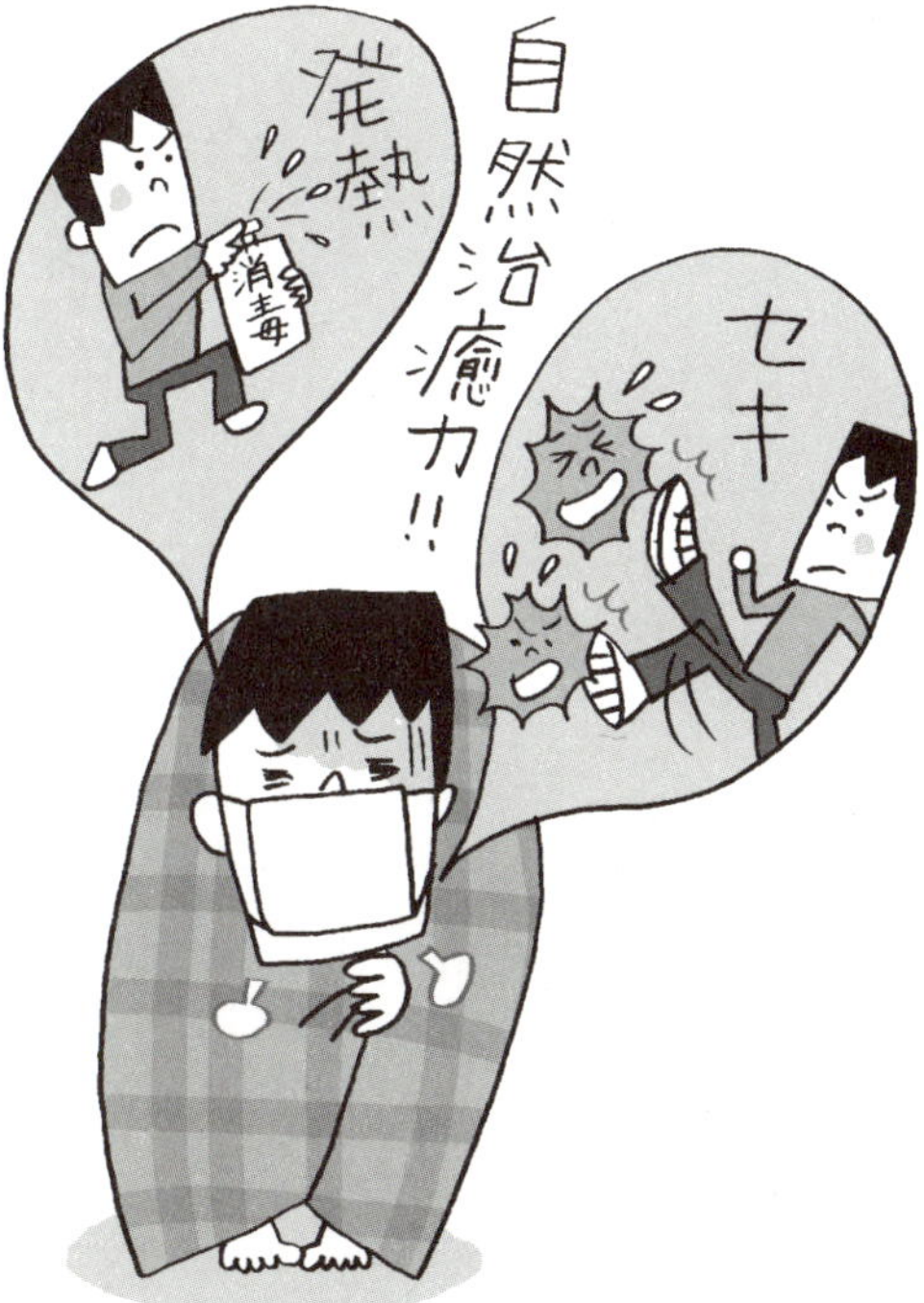

**痛みや症状は、体をよくしようとする〝自然の反応〟なのです。**

痛みや症状は、たしかに不快で耐え難いものではありますが、決して「悪いもの」ではない。体がよくなろうと懸命にがんばっている〝証《あか》し〟――。

まずは、このことをご理解ください。

それが、**〝真から健康な心と体〟を手に入れるファーストステップ**です。

# 日本人の8割は〝半病人〟!?

繰り返しますが、痛みや熱、下痢などの症状は、根本にはなんらかの病気の原因が体の中にあって、それを治すために**「自然治癒力」が働いている〝証拠〟**です。

それなのに、これまで述べてきたように、いまの医療は痛みや症状が出たらそれらを〝強引に〟消してしまおうとします。

では、自然治癒力がせっせと働いている最中にクスリを投与すると、どういうことが起こるのでしょうか?

先ほどの火災報知器の例でたとえるなら、自然治癒力の働きは「火災報知器」そのものです。

要するに**クスリや手術は、燃えさかる火元ではなく、火事を知らせる「火災報知器」である〝自然治癒力〟を抑え込み、その働きを弱体化させることにより、症状を〝表面上〟和《やわ》らげようとしている**のです。

火災報知器にだけ気をとられて、火元は放り出したままなのですから、火事は大きくなってしまうこともあるでしょう。これでは、病気がなかなか完治・改善しないのも当然といえるのではないでしょうか。

さらに悪いことに、クスリで何度も抑え込まれた自然治癒力は、次第にその力が弱っていきます。

「自然治癒力」は、「自分は働かなくてもいいんだ!」と勘違いしてしまうのです。最悪の場合、**自然治癒力が働かない〝怠惰《たいだ》な体〟**になってしまう恐れもあります。

冒頭でも申し上げましたが、いつ行っても病院が混んでいるのは、こうした**「自分で自分を治す方法を忘れてしまった人が増えているから」**だと思います。

だから、日本人だけでなく、世界中の人々が、いつも体のどこかに不具合を抱え、まるで〝半病人〟のようになってしまっているのではないでしょうか。

## あなたの“病気を治す力”弱っていませんか？

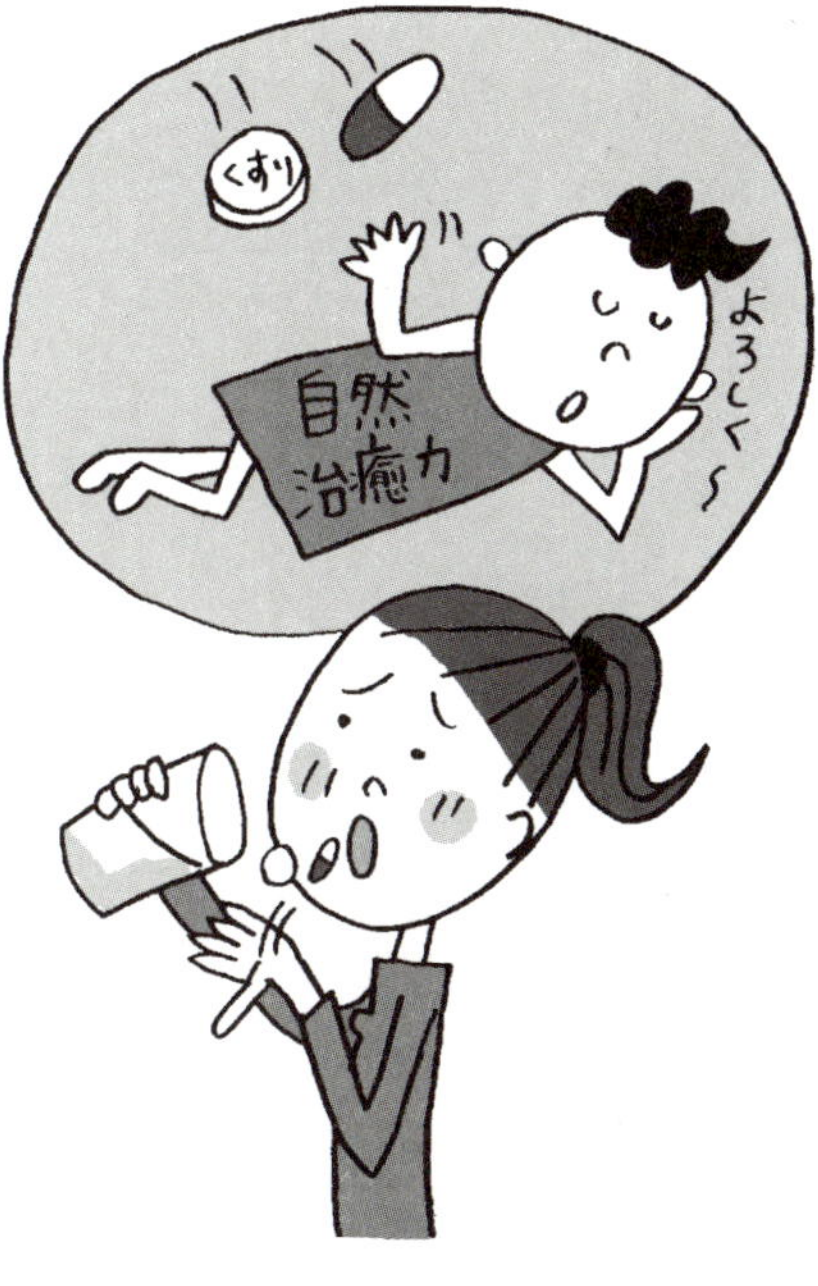

## 【健康の新常識】
## クスリを飲みすぎると免疫力は低下する！

たとえば、**2歳までに抗生剤《こうせいざい》をたくさん使った人は喘息《ぜんそく》になりやすい**、という衝撃的な報告がアメリカのリサーチペーパーで発表されています。

私の経験からみても、幼い頃に抗生剤や解熱剤を使った頻度が高いと、病気にかかりやすく、治りにくい体質になる危険性は上がるといえます。

ここではクスリや手術が私たちにどんなリスクをもたらすのか、さらに理解を深めていただくために、症例を具体的に挙げて説明していきましょう。

## 発熱・風邪 ——風邪グスリは風邪に効かない!?

風邪をひくと熱が出るというのはよくある症状ですね。

しかし、「なぜ熱が出るのか」ということを考えたことがありますか?

それは、先ほども述べたように、**体が風邪を治そうとしているから**です。39度や40度といった高熱を出して、ウイルスや細菌の繁殖を抑えようとしているのです。

ですから、熱がぐんと上がって、ぐんと下がるのが、風邪の自然な治り方です。

ところが、熱が出たときにすぐ解熱剤を飲んでしまうと、どうなるか。

**クスリによって自然治癒のプロセスを〝無理やり抑え込んでしまう〟**ので、高い熱が出なくなります。すると、ウイルスや細菌退治が中途半端になり、治癒《ちゆ》まで時間がかかります。さらに、高温にならなかった代わりに微熱が長く続くことにより、体はより消耗して、悪循環に陥っていきます。

また、慢性的にクスリに頼っていると、**免疫力**（体の大切な自己治癒力のひとつ。

体に入ってきた外敵を排除する）**は、その発揮するタイミングを失うことで狂っていってしまいます。**

**自然治癒のプロセスが破壊され、本来であれば「自然治癒力」によって治るものが、治らなくなる**というわけです。

もちろん、緊急に解熱、鎮痛が必要な場合はあります。けれど、とくに成長過程にある幼い頃から、〝クスリ漬《づ》け〟になってしまうと、「免疫力が弱い体」になるリスクは高まってしまうのです。

## アトピー性皮膚炎——ステロイド剤は「免疫抑制剤」

日本人に増え続けているアトピー性皮膚炎の治療には、よくステロイド剤（副腎皮《ふくじんひ》質《しつ》ホルモン薬）が用いられます。

**アトピー性皮膚炎における「かゆみ」は、まさしく〝火災報知器〟。**

ステロイド剤によって治療したところで、それは単に症状（炎症）を無理に抑え込

## ウイルス退治中！

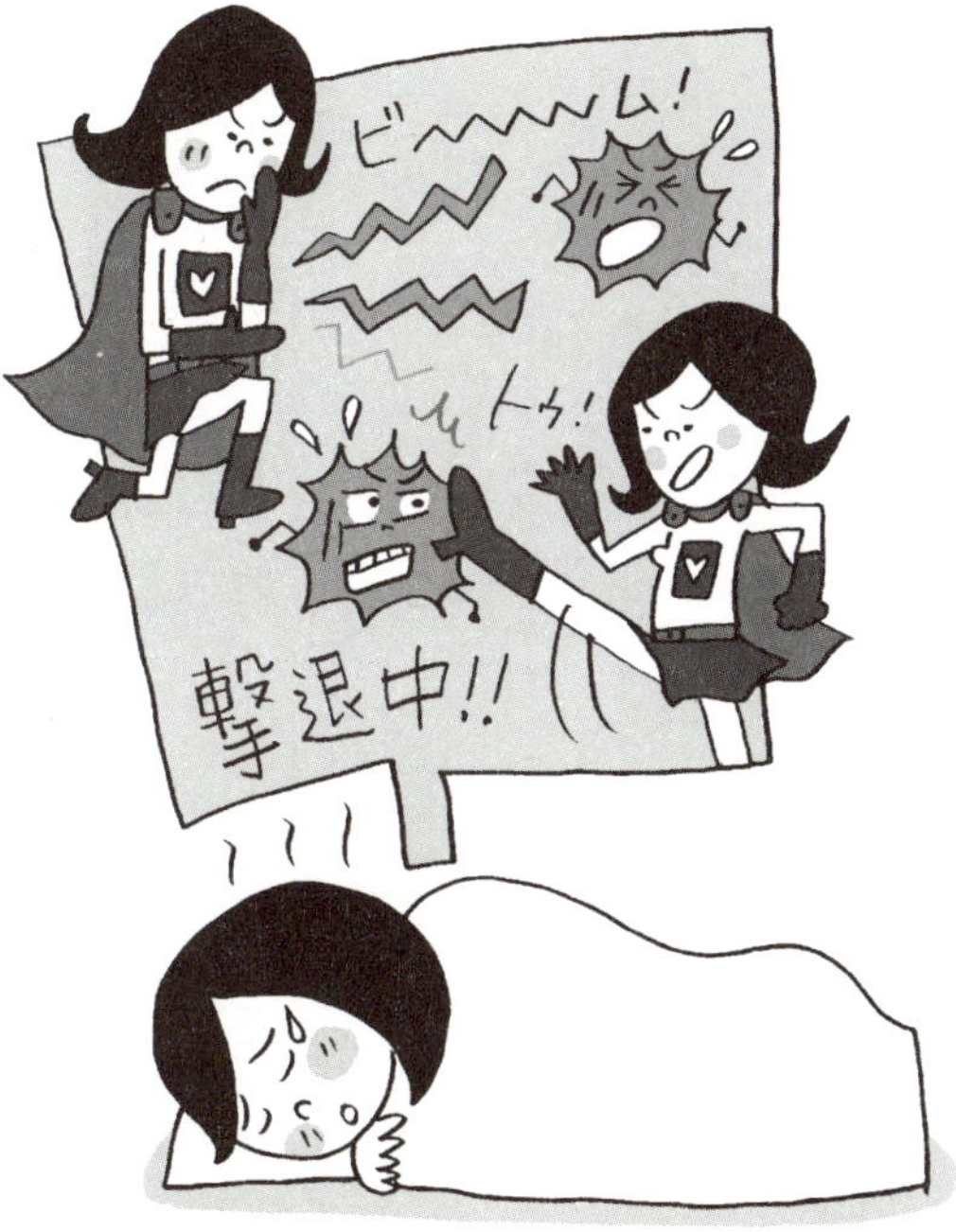

んでいるに過ぎません。

その証拠に、アレルギーの元となる原因を特定し、排除しなければ、ステロイド剤を用いている間は症状が軽減しますが、ステロイド剤の効き目が切れてきたり、またはステロイド剤の使用自体を止めたりすれば、また症状が再発したり、リバウンドとしてさらに症状が悪化したりするわけです。

それどころか、**ステロイド剤は、免疫力を乱して、かえって体に不調和な状態を引き起こす原因になります。**

## ガン——治りたければ治療はするな!?

手術、抗ガン剤、放射線治療——。

これらはガンの「三大療法」とよばれるものですが、**これらが患者さんの「免疫力」を著しく低下させてしまいます。**

一時的にはガンの進行を遅らせることができても、患者さんの体に大きなダメージを与えてしまうのです。

この事実が明らかになるにしたがって、東洋医学の考えに基づいた「自然治癒力を高める治療法」をガン治療に取り入れる病院が増えてきています。

## 椎間板《ついかんばん》ヘルニア——手術しても再発の可能性は大

椎間板ヘルニアは、腰椎《ようつい》（腰の部分を支える背骨）や頚椎（首の部分）の神経が圧迫されることで引き起こされます。どちらもひどい痛みやしびれに悩まされることが多いのです。

この椎間板ヘルニアの場合は、痛みがある人には鎮痛消炎剤を投与します。

一定期間飲んでも効かないときには、ステロイド剤と痛み止めを混ぜたブロック注射（直接痛みを感じる神経に薬を打って痛みを〝ブロック〟する注射）を背骨に打ちます。それでもだめだとなると、手術をして患部を切除します。

私は脊椎専門の病院に勤務していた時期があり、数百例の患者さんを手術しました。体を開いてみると、ブロック注射を何本も打っていた人の背骨の神経は周辺組織への癒着《ゆちゃく》がひどいうえに、ガチガチに固まっています。ステロイドは長く使うと、体内の組織を破壊してしまうからです。

また、再手術（2回目以降の手術）の例でも、神経組織はかなり傷んでしまっています。つまり、手術をすれば、神経周囲の環境は破壊されてしまうのです。

手術をした直後は、約8割の患者さんは痛みの症状から一時的に解放されます。しかし、**だいたい数年程度で再発する確率が高い**ことも事実です。

## 究極の目標は、自然治癒力が〝働く必要のない〟体

こうした現代医療の現場を熟知している者として、提言します。

**クスリや手術に頼りきりの治療はもうやめましょう。**

とくに、お子さんに対しては、体に害を及ぼす可能性のある治療法を最初に選択するのは決して賢いものではありません。

子どもの生まれながらにしてもつ「自然治癒力」「自然健康力」を最大限に引き出してあげることが、親の責任ではないでしょうか。

**病気があれば、人の体は健康を取り戻そうとするのが、本来の姿です。**
**病気は治すものではなく、治るものなのです。**

ここでひとつ注意していただきたいことは、現在医師の処方を受け、クスリを服用されている方は、自分の判断だけでいきなりクスリを断つのだけは絶対にやめてください。それは、とても危険なことです。

自然治癒力を高める努力をしながら、医師と相談して、徐々にクスリと縁がきれるようにしていきましょう。

**さあ、今日から「クスリを必要としない体」につくり直していきましょう。**

自分の体に備わっている「自然治癒力」をなまけさせることなく、いつでも働ける状態を自分自身でつくり出し、本当に健康な体を取り戻していきましょう。

健康や美というものは、クスリや栄養剤などの外からの手段で得られるものではなく、あなたの内部にある〝生命エネルギーの発揮〟によってのみ得られるものなのです。

さらに踏み込んでいえば、目指すべくは、**「自然治癒力が働く必要のない体」**です。

「体がよくなるために必要」といわれても、たとえ小さな痛みや不快症状でも、できることなら感じたくない――。

それは誰だって同じでしょう。かくいう私も同じです。

だったら、そもそも**「自然治癒力が働く必要のない体」**につくりかえればいいのです。

「そんなことできるの？」と思った方。

**大丈夫。できます。**

**それを実現するのが、私が本書でご紹介する「ピンポイント療法」なのです。**

# Part 2

## 人はなぜ病気になるのか、なぜ治るのか

——意外と知らない〝体の仕組み〟

## 「神経の流れの狂い」がすべての不調の始まりだった！

そもそも人はなぜ病気になるのでしょうか？
体の痛みや症状の「原因」は何でしょうか。
さらにいえば、人はなぜ、治るのでしょうか。
冒頭でも申し上げた通り、私は、

**体のどこかに不調が起きたり、病気になったりするのは、外傷や一部の例外を除き、脳からの指令を体のあちこちに伝える「神経の流れ」が悪くなっているから**

と考えています。

現代西洋医学においても難しい病気である、神経病、心臓病、脳梗塞《のうこうそく》、ガン、糖尿病、アレルギー疾患……なども、その背景には「神経の流れの狂い」が隠れていると私は確信しています。

これまで述べてきたように、私たちの体中には、脳からの指令を各部分に伝えるため、また、手足や臓器からの情報を脳に伝えるために、「神経」がはりめぐらされています。

とくに**背骨は、人間の体で最も重要な〝神経の通り道〟**です。

そこから神経の枝（脊髄神経）を通して、全身に情報と指令が送られます。

意識をせずとも、呼吸をしたり、心臓を拍動させたり……この「神経の流れ」がスムーズで、脳からの指令が各部にうまく伝わることで、心臓や肺といった臓器も、血管や筋肉も健やかに働き、私たちは毎日を順調に過ごすことができます。

**もしも神経の流れが止まってしまったとしたら――。**

想像するのも恐ろしいことですが、息もできず、心臓も止まり……私たちは一瞬たりとも生きていることができません。

**全身の臓器を順調に働かせ、そのすべての動きを支配しているのは、間違いなく、この背骨の中を通る「神経の流れ」**なのです。

さまざまなストレス（物理的、感情的、栄養的）を受けるうちに、神経の流れにも狂いや乱れが生じていきます。

あまり知られていないことですが、生まれたときにすでに神経の流れに狂いをもっている人も多いのです。

**成人であれば、神経の流れに問題がない人は非常にまれ**といえるでしょう。症状や病気のない人は、ただ、それらがまだ発症していないだけです。

神経の流れに狂いが生じると、なぜ病気になるのか、ここでは3つの理由に分けてご説明していきましょう。

# 3つの病気になるメカニズム

神経の流れに狂いが生じると……

1 臓器や細胞が元気に働けない
（➡60ページ〜）

2 「自然治癒力」がうまく働かない
（➡62ページ〜）

3 交感神経・副交感神経のバランスが崩れる
（➡66ページ〜）

いずれかの原因で

↓

不調や症状が現われる！

## 病気になる「メカニズム」①
# 臓器や細胞が元気に働けない

たとえば、神経の通り道である背骨にわずかな異常（ずれやゆがみ）でもあれば、
それにより神経の圧迫、異常が生じます。

↓ すると、

その神経の支配する臓器に脳からの指令がうまく伝わらなくなってしまいます。
もちろん、各器官や内臓からの情報も脳に伝わりにくくなります。

↓ その結果、

各器官や内臓は正常な働きができなくなっていきます。

## 正しい指令を受け取れないと、正しく働けない

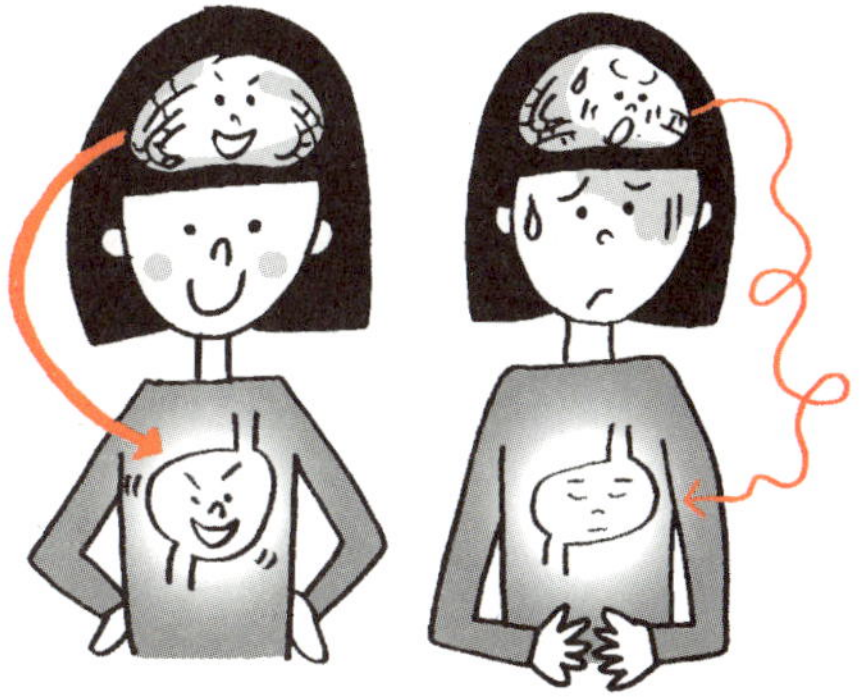

それは、たとえば、最初はこりや痛み、めまいや冷え、不眠や食欲不振などといった「小さな不快症状」から始まります。

さらに、そのまま「脳からの指令をうまく受け取れない状態」を放置すれば、**細胞や臓器の状態は悪化し、働きが弱まって、人によっては、深刻な症状や病気が姿を現わす**のです。

これが、私たちが病気になるひとつめのメカニズムです。

## 病気になる「メカニズム」②
# 「自然治癒力」がうまく働かない

神経の流れの重要な役割は、「体を働かせる」だけではありません。

**体が〝故障〟したときに修復をする「治癒力」とも大きく関係しています。**

私たちの体は、〝アフターケア〟も万全なのです。

実は、気づかないだけで、**私たちの体内では日々、小さな「トラブル」と「改善」が繰り返されています。**

たとえば、脳内においては〝微小な脳梗塞（脳の血管のつまり）〟がたびたび起こっていますが、その都度、脳の指令によって「溶解《ようかい》物質（つまりを溶かす物質）」を出し、症状になる前につまりを解消しています。

また、風邪の原因となるさまざまなウイルスが体内に入り込んだときは、病原体を体内に侵入させないようにする「守りの免疫力」と、病原体を退治する「攻めの免疫力」――このふたつの免疫力がバランスよく働き、ウイルスに対抗します。

そのおかげで風邪をひかない、もしくはたとえ風邪をひいてしまったとしても、早期に回復できます。

さらにいえば、私たちは誰しも〝ガン遺伝子〟をもっていますが、そのガン遺伝子を目覚めさせないように見張っておく、また、たとえ目覚めても瞬間的に眠らせる。

……

このように、実にたくさんの働きによって体は健全に保たれています。

**「健康」というのは、トラブルが〝ゼロ〟な状態ではありません。**

**トラブルの種が生まれても、すぐに体に与えられた〝叡智《えいち》〟によって対処できる状態にあることをいいます。**

では、この「叡智」＝「自然治癒力」を発動させるのは何でしょうか。

それは、**「脳」**であり、脳からの指令を伝達する**「神経システム」**です。

私たちの体の中では、日々、脳から神経によって各臓器や組織に指令が伝わり、また、各臓器や組織から情報が脳に伝わり、生命を守るための働きが繰り返されています。

つまり、**この神経伝達機能が正常に働いていると、体は本来の自然治癒力が存分に発揮されて健康でいることができます。**

**逆に、神経の伝達機能が低くなると、自然治癒力が存分に発揮できなくなり、病気になってしまう**のです。

これが、私たちが病気になるふたつめのメカニズムです。

**「自然治癒力」が正常であることが、「いつも健康でいられる人」の重要な条件**なのです。

## 体は、日々戦っている！

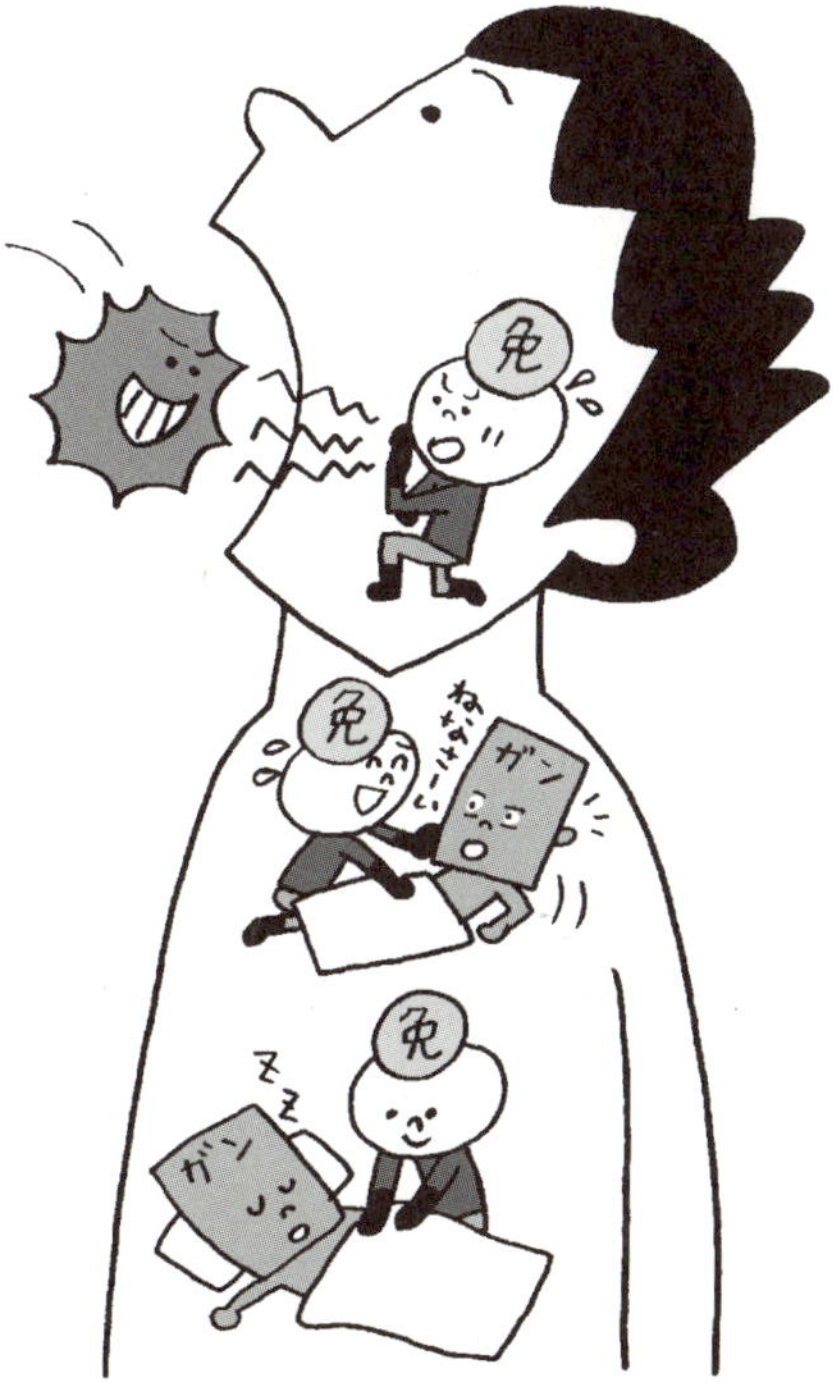

## 病気になる「メカニズム」③
# 交感神経・副交感神経のバランスが崩れる

これまで「神経」と何度も繰り返し書いてきましたが、神経にも場所や働きによって名前がついています。その中のひとつが「自律神経」です。
「自律神経」は、首の上から仙骨《せんこつ》、骨盤の辺りにあり、血液循環や内臓の活動、呼吸を調節する生命維持に欠かせない〝司令塔《しれいとう》〟です。
自律神経には**「交感神経」**と**「副交感神経」**の2種類があり、それぞれが必要に応じて、異なる役割と働きを担っています。
たとえば**交感神経は、仕事や勉強など、主に活動的に働くときに発動し、副交感神経は睡眠やリラックス、休息、食事などのときに発動されます。**

この2つの神経の働きは、首の上から仙骨、骨盤までの神経の流れの中で切り替えられ、最適な生活が営めるように使い分けられています。

ところが、背骨のどこかで「神経の流れ」に狂いが生じると、自律神経が正しく働くことができなくなり、そのバランスを崩してしまいます。

そして、どちらか一方が優位な状態が続いてしまうと、不快症状が続いたり病気になったりしてしまいます。

これが3つめの病気になるメカニズムです。

## 自律神経のバランスが崩れると……

### 「交感神経」が優位になると

イライラしたり、集中できない。
高血圧、睡眠障害や便秘、血管障害の原因に

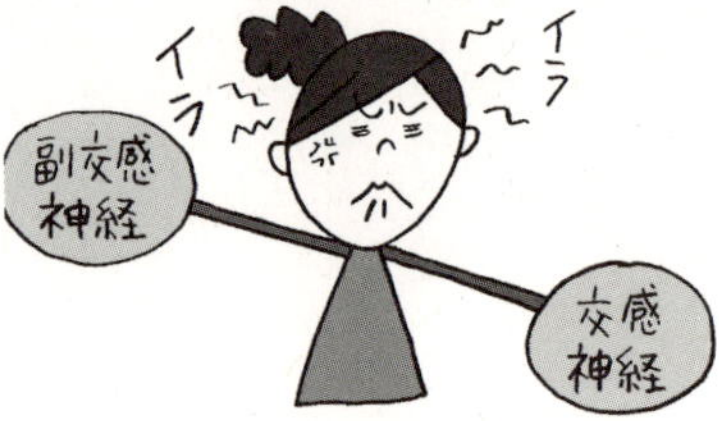


### 「副交感神経」が優位になると

体がだるくなり、やる気が起こらなくなる。
胃もたれ、下痢、肥満、うつ病といった
精神疾患の原因に

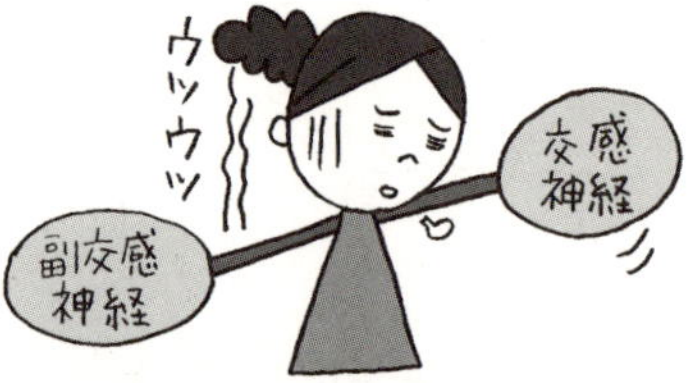

# あなたの病気も、必ずよくなる！

いかがでしょう？

「神経の流れ」が私たちの生命にとっていかに重要で、いかに健康に深く関わっているかをおわかりいただけたことでしょう。

私が日々残念に思っていることは、食事に気をつけたり、適度な運動をしたりと健康を心がけている方でも、大半がこの大切な「神経の流れ」には案外無頓着《むとんちゃく》でいることです。

何度もいうようですが、**体中の細胞をコントロールする「神経の流れ」は非常に重要**なのです。

食事療法や、運動療法、そして生活環境の改善などはどれも大切な要素ですが、これらを一生懸命実施したとしても、**背骨の神経に問題があれば、懸命の努力も報われない可能性が高い**のです。

反対に、「神経の流れ」を常によくしておけば、約60兆の細胞の1つひとつがイキイキと元気に働けます。

そもそも60兆個の細胞からなる人間の体は実に精妙な仕組みでできています。それをクスリや手術で治そうとすることに無理があるのです。

**精妙な仕組みでできているものは、本来備わっている〝精妙な働き〟に任せれば、自然によくなります。**

病気を患《わずら》うこともなく、また、たとえ病気になってしまったとしても、すぐに回復できます。

人間の体は、何かが足りなければ自力で補い、なければないなりに、体の中からいろいろ集めたり、保護したりしながら生きようとするものなのです。

**人間の体の仕組みは、知れば知るほど完璧で、そして神秘的**です。

健康を保つためには、もっと神経の流れに目を向けてみてください。

そして、神経の流れを整える意識を持って生活をしていく、この姿勢を忘れないでいてほしいのです。

# Part 3

――体がみるみる変わるスイッチオン！

# 「首のうしろを押すだけ」で<br>どうして弱った体がよみがえるのか

# 神経と全身の関係 ――体のこんな〝サイン〟を見逃すな！

Ｐａｒｔ２でも触れましたが、背骨の中には長い棒状の束になった脊髄《せきずい》が通っています。

脊髄は全部で31個の節に分かれており、それぞれの節から体の左右に向かって、脊髄神経が出ています。

この脊髄神経が内臓や筋肉、血管など、体内のすべての組織と細胞に脳からの指令を伝えています。つまり、それぞれの部位から出る背骨の神経の流れをよくすれば、そこに関連する臓器の働きは高まるということです。

具体的には、胸椎（背骨の胸の部分）の上位または中位につながる脊髄神経の流れがよくなると、肝臓や心臓の働きが高まり、肝機能障害や不整脈が改善します。

同様に、胸椎の中位からは膵臓《すいぞう》が活発になり、インスリンの働きが高まって、糖尿病の改善が期待できます。

胸椎の下位、さらに腰椎（背骨の腰の部分）の上位からは腎臓の働きを高め、排泄が活発になることで、腎・尿管結石は自然と排出されていきます。また腎機能障害の改善も促されます。

このように神経の流れがよくなると、病気や不快症状が改善したり、免疫力が整って風邪をひきにくくなり、ひいても長びかないようになります。

女性であればホルモンバランスも整うので、生理トラブルや更年期障害の緩和にも役立ちます。

そういわれても、みなさんは医師でも整体師でもないのですから、どうすればいいか途方に暮れてしまいますよね。

そもそも、**素人が見よう見まねで首や背中を整えようとするのは大変危険なこと**です。

とくに、**首は〝脳の一部〟といってもいいほどデリケート**。強く押したり、バキバキと音をならしたりするのは絶対にやめてください。

では、どうすればいいのでしょうか。

実は、「神経の流れをよくするため」に、難しい技術はいりません。

ほんの1分ほど、「首のうしろを押すだけ」で、不具合は改善され、神経の流れは格段によくなります（押すといっても、本当に軽く触れるだけ。ですから、安全です）。

まるで魔法のようだと思われるかもしれませんが、それを実現させるのが、私の考案した「ピンポイント療法」です。

私は患者さんの全身の神経の流れを改善して、あらゆる病気や不快症状を治しています。

その際、患者さんに治療効果を高めるために自宅で行なってもらっているのが、「ピンポイント療法」です。

私の手技が医療レベルで全身の神経の流れを厳密に正すものであるのに対し、「ピ

## 脳からの指令はこうして伝わる！

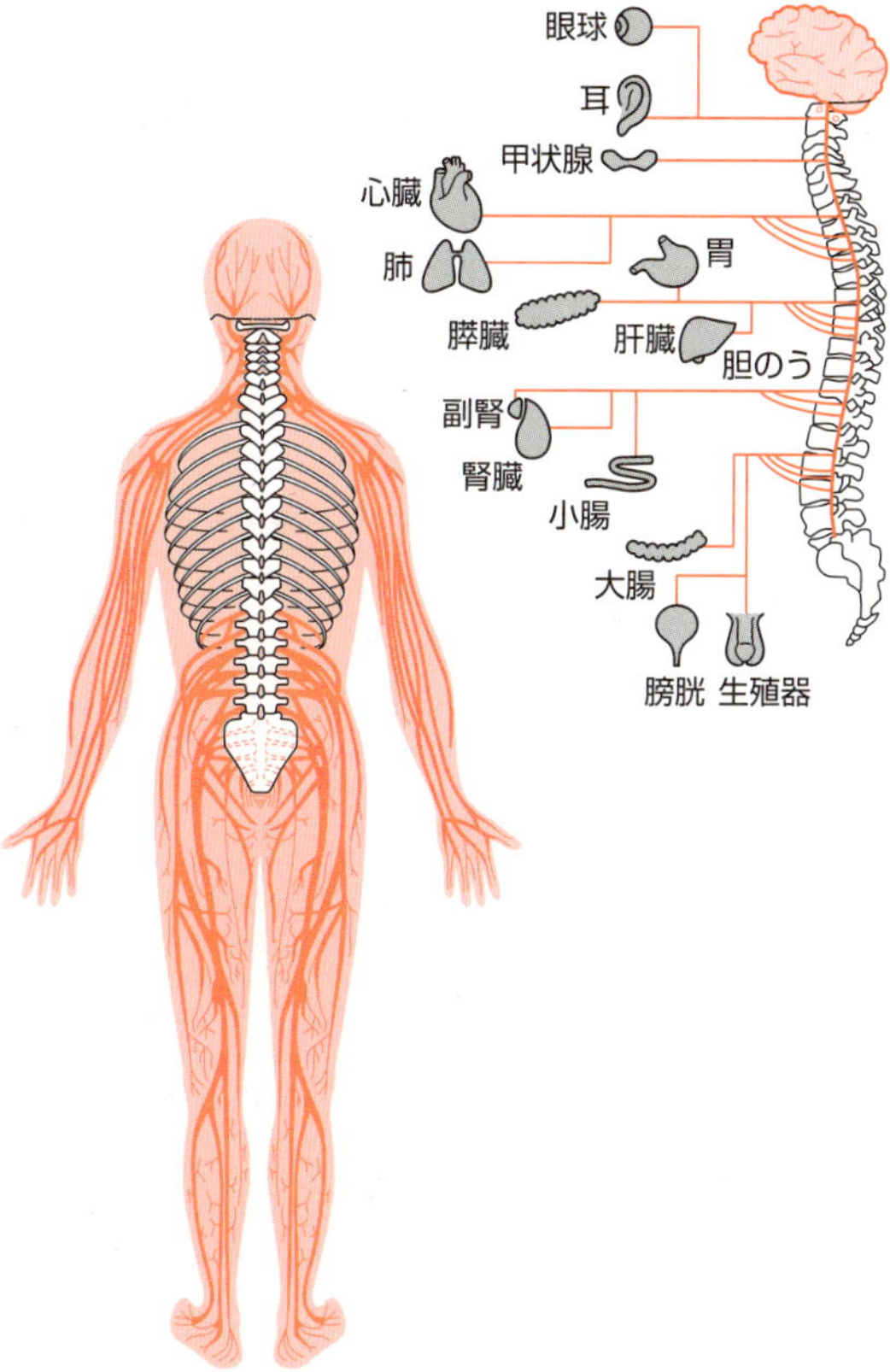

ンポイント療法」は、専門的な知識や技術をもっていない人でも、簡単に流れを正すことができる方法です。

具体的なやり方に入る前に、「なぜ首のうしろを押すだけでいい」のか。

少し専門的になりますが、仕組みから説明していきましょう。

## 「首のうしろ」に、全身の健康・不健康のカギを握る〝秘所〟があった！

首の骨は、医学的には**頸椎**《けいつい》といいます。

背骨（脊椎）は24個の**椎骨**《ついこつ》で形成され、その上から7つの椎骨を**頸椎**といいます。頸椎に続く12個の骨は**胸椎**、その下の5つの骨が**腰椎**です。

81ページの図をご覧ください。

頸椎は上から**第一頸椎**、**第二頸椎**……と呼ばれ、一番下が**第七頸椎**です。

そのうち、第二頸椎から第七頸椎は、前方の円柱形の**椎体**《ついたい》と、その後方のアーチ状の**椎弓**《ついきゅう》という骨で構成されています。

そして椎体と椎弓の間には**脊柱管**《せきちゅうかん》という隙間《すきま》があり、そこに神経の大本である**脊**

**髄**が通っています。

脊髄は脳と全身をつなぐ神経幹で、脳からの指令が脊髄によって体のすみずみに伝えられます。脊椎は、この大切な脊髄を保護する役割も果たしています。

また上下の椎体同士が接する所には**椎間板**《ついかんばん》という柔軟性のある軟骨が密着していて、クッションの役割をしています。ですから、とても安定しています。

ちなみに、みなさんも「椎間板ヘルニア」という病名を聞いたことがあるでしょう。

この病気は、この「椎間板」が左右どちらかにはみ出して、その近くを流れている神経を圧迫し、首や肩の痛み、手足のしびれといった症状が起こります。

これが頸椎の典型的な形です。

ところが、第一頸椎だけは、他の頸椎と形が異なります。

医学的には、**環椎**《かんつい》と呼ばれていて、まるで**ドーナツのような円形**をしています。

第一頸椎だけが特殊な形であるのには理由があります。それは、第一頸椎が接して

## 頚椎の構造

### 第一頚椎の上面

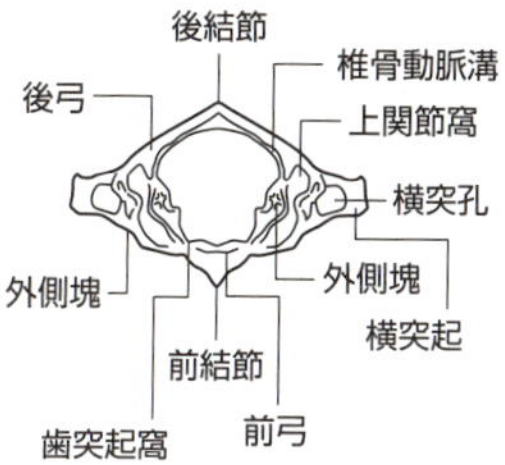


### 下位頚椎の上面

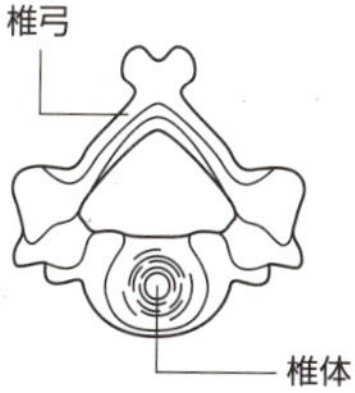


### 背骨の右側面

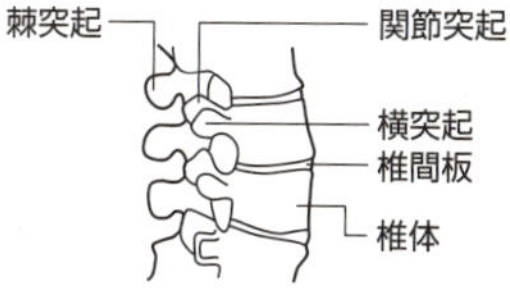


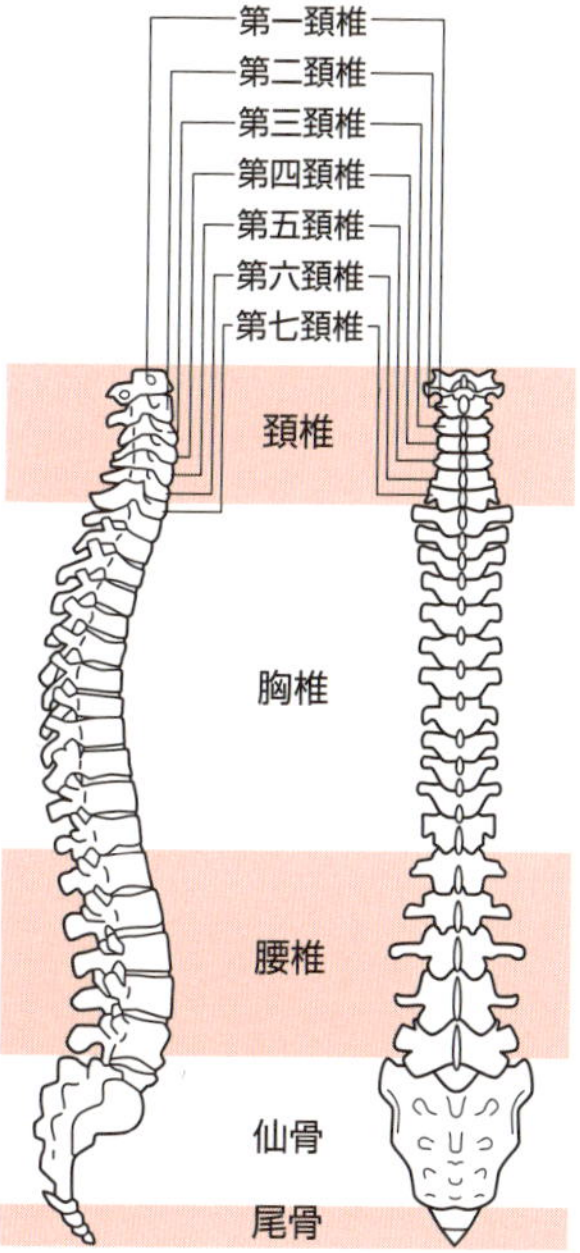

いる頭部を左右に回転できるようにするためです。

また、この第一頸椎だけが他の頸椎と違って上下に椎間板をもたないため、とても不安定な状態にあります。

このように第一頸椎は、その形状と周囲の環境が特別であるがために、背骨の中でとりわけ重要な部位であるにもかかわらず、**「最も不安定な背骨」**といえます。

そのため、些細な影響を受けやすく、生活していく中で微細なゆがみが生じてくるのです。

第一頸椎が左右のどちらかにゆがむと、神経の通り道も左右にスライドして狭くなります。

わずかな位置の変化でも、その中を走っている神経（脊髄）に多大な影響を及ぼします。下へ伝わる情報の一部が遮断され、誤った情報が伝わります。その繰り返しの結果、病気となって表面化するのです。

ピンポイント療法は、「首のうしろを押す」ことにより、このわずかな位置の変化を修正し、その中の神経の通り道に充分な通路をつくり出すものです。

## こうすれば、神経の通り道が広がる！

第一頸椎が正しい位置からわずかでも外れると、神経の通り道は狭くなり、脊髄は左右どちらかに引っ張られてしまいます。

図にあるように、たとえば、第一頸椎の位置がわずかに左に外れ、左の横突起（骨の出っ張り）につられて脊髄が引っ張られ、かつ通り道が狭くなり、神経に多大な負担がかかることにより神経の流れは悪くなるのです。

そこで、左の横突起を軽く押すと、引っ張られていた脊髄と脊髄神経にゆとりができると同時に、神経の通り道が広がります。その結果、神経の流れがスムーズになるというわけです。

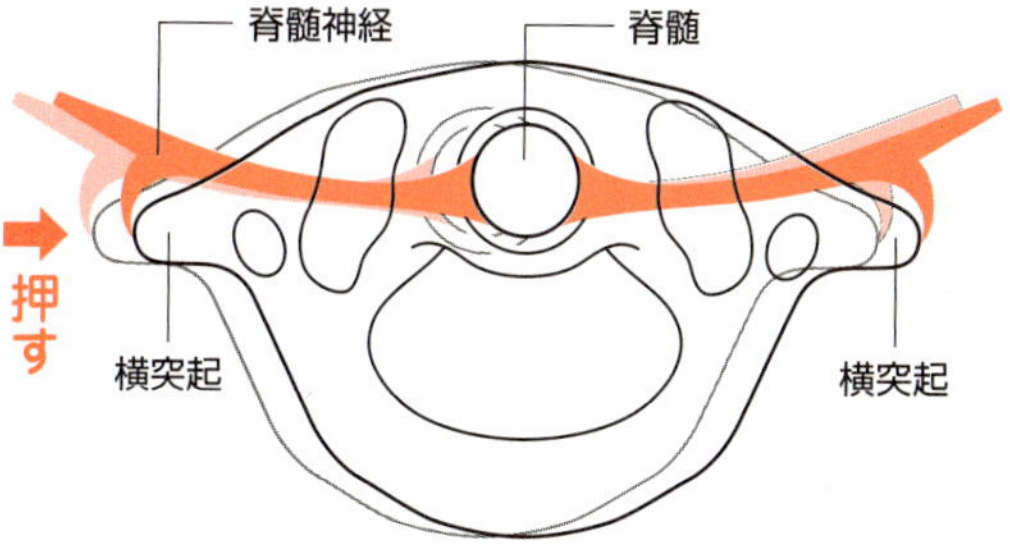

## 「神経の通り道」を〝大そうじ〟する唯一の方法

それではなぜ、第一頸椎のズレを治すだけで、その効果は全身に及ぶのでしょう?

わかりやすくたとえるなら、第一頸椎は、**「首の蛇口」**のようなものです。

すべての神経は、脳から始まり首の一番上の骨である第一頸椎の内部で束《たば》ねられ、背骨の内部を通って全身に張り巡らされます。

首は体にとって一番重要な脳からの「出入り口」です。首は「脳の一部」と考えても間違いではないのです。

第一頸椎を、水道の「蛇口」とするなら、背骨は「水道管」で、水道管を通る神経の束は、「水」です。

もし、蛇口が曲がっていたり、栓が閉まっていたりしたらどうなるでしょう？

水はうまく流れなくなりますね。

「首の蛇口」＝「第一頚椎」がゆがんだときも同じことが起こります。

**神経がうまく流れなくなる**のです。

**ピンポイント療法は、「首の蛇口」を開く方法**です。

繰り返しになりますが、脳からのすべての命令や情報は、脳に隣接する首の骨、つまり「第一頚椎」を通る仕組みになっています。

そこで蛇口がきちんと開かれ、命令系統がうまく働くと、体のあちこちが生き返ったようになります。

神経の流れは上から下へと向かい、全身を巡ります。

神経の流れを阻害しているのがどこなのか、その都度いちいち探さなくても、第一頚椎の神経の流れを改善すれば、その下に位置する神経にはおのずとよい影響が及びます。

**入り口部分である第一頸椎の流れさえよければ、その下にある小さなつまりはすべて押し流されて、きれいになっていきます。**

健康であるためにも、若々しくあるためにも、神経の通り道はいつもきれいに保っておきましょう。

淀《よど》みのない川のように、サラサラと流れる状態にしておくのです。

そのためにすべきことは、第一頸椎のぶれを「ピンポイント療法」で正すこと。それだけで、神経の流れはスムーズに流れるようになっていきます。

＊

ピンポイント療法で病気や不快症状が改善するのは、こうして神経の流れがよくなるからです。

成人ともなれば、神経の流れにひとつも問題がない人はほとんどいません。

生活習慣の悪化や過度のストレスなどにより、誰もが左右どちらかに引っ張りが起

## 第一頚椎は、首の蛇口

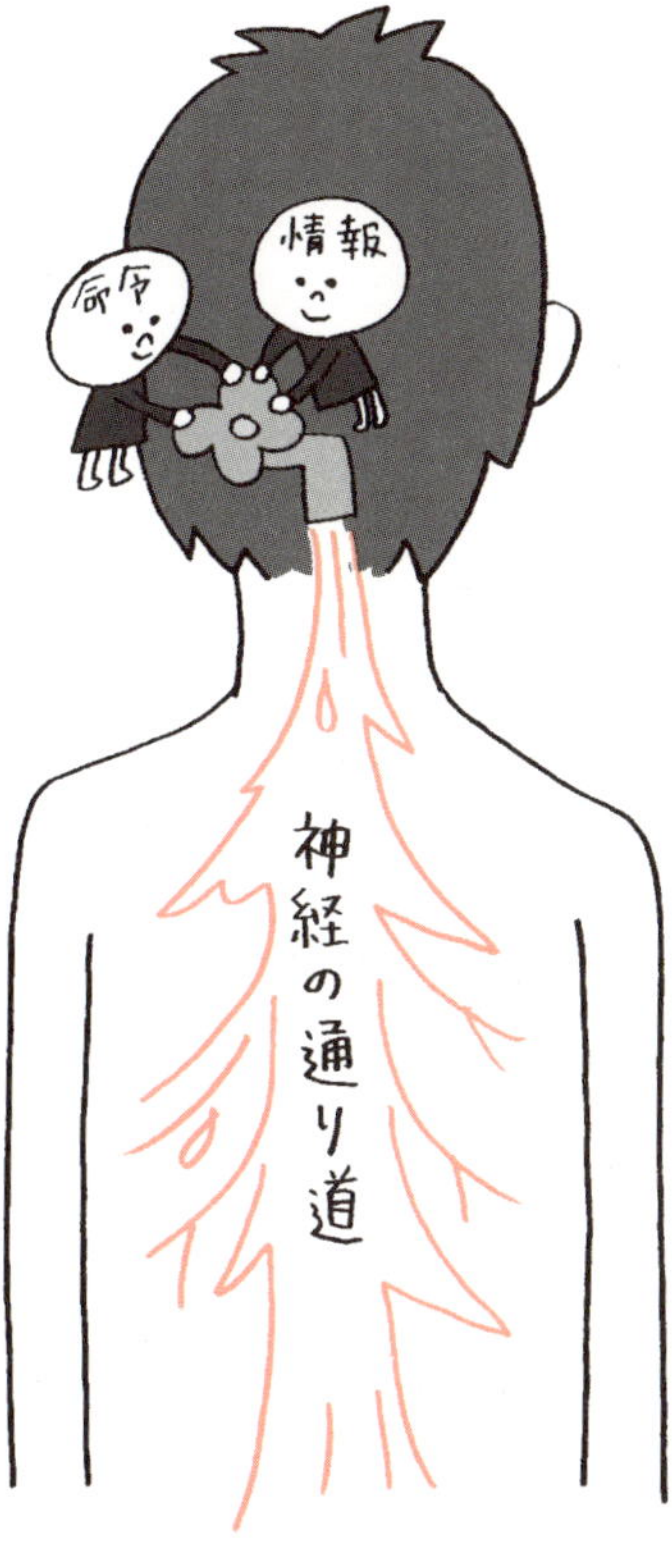

きて、神経の流れが弱くなったり、滞ったり、またいら立ったりして、不快症状や病気に悩まされていきます。

しかし、神経の〝元締め〟である第一頸椎が位置する首のうしろを軽く押せば、背骨の中を通るすべての神経の流れを改善することができます。

そうして、全身の神経を活性化させることで、体は本来の健全な状態へと整っていくのです。

## コラム　背骨は“生命エネルギーの通り道”

背骨は、私たちの体を支える大事な骨。また、脊髄（神経）や、それに動脈、静脈もこれに沿って走っていますが、実はそれだけではありません。

東洋医学独特の考えに**「気（＝生命エネルギー)」**というものがあります。

昔から、病は「気」からといいます。「気」を病むことで、「病気」になるともいわれます。

天然の“生命の素”ともいわれる気。この気を自身に呼び込み、病を寄せつけないようにと、古来より呼吸法や気功、ヨガの行法が注目されてきました。

私は、生命エネルギーは、宇宙から降り注ぎ、脳の中心部にある松果体（しょうかたい）に入り、そこから“叡智”として体の下に降りていくと考えています。

それこそが、「神経の流れ」です。

神経とは、まさに『神（宇宙エネルギー）の通り道』なのです。その治癒力は脳幹を通り、背骨を下って、体のすべての細胞に送り届けられます。

その神経が通る背骨の中というのは、いわば“生命エネルギー”の通り道です。

だからこそ、どこかが狭くなっていたり、乱れていてはいけないのです。

# ピンポイント療法の効果を「最大」にまで高めるコツ

これまで「ピンポイント療法」で体がよくなる仕組みをご説明してきました。なんとなくでもおわかりいただけましたでしょうか。

それでは、ピンポイント療法の具体的な方法を次のＰａｒｔ４からご紹介しましょう。

最後に、ピンポイント療法を成功させる〝**最大のコツ**〟を伝授しておきましょう。

突然ですが、みなさんは**イメージが持つ力**をご存じでしょうか。

全身の働きをつかさどる脳は、実際に起きたことと、想像でイメージしたことを区別しません。

たとえば、プロ野球選手は試合前に自分が勝利することを強くイメージするといいます。

そうすると不安が消え、体の動きが格段によくなってファインプレーにつながるのだそうです。

逆に、試合前に「負けそうだな」と思っていると、本当にミスをしてしまうという話を聞いたことがあります。

人が「何か」を考えたり、イメージすると、そこにはエネルギーが生じて「何か」が実際に現われてきます。「思考が現実化する」ということです。

トップアスリートたちはいち早くこの力に気づき、イメージの力も利用しながら練習を積み、本番に挑んで勝利を実現させていくのです。

健康や美しさをかなえるときもまったく一緒です。

**「私は健康な体をすでに手に入れている」「美しい自分になっている」「やせて着たい服を着ている」**など、頭の中に強くイメージするほど、それは現実化していきます。

脳に描いた自分と人生が、神経を伝って、体と周囲に放散され、実際に現実化するのです。

古くからの言い伝えである「病は気から」は、すでに科学が証明する事実です。

ですから、ピンポイント療法を行なうときにも、ぜひこのイメージが持つ力を最大限味方につけましょう。

「本当に効くのかな」「なんだか怪しいな」と思いながら行なうのと、「私は今、健康になっている」「神経の流れがスムーズになって、すべてがよくなる」と信じて行なうのでは、効果は雲泥《うんでい》の差となります。

「こうなれたらいいな」「こうなりたいな」「こうなれるだろう」は実現しません。

なぜなら、今この瞬間は「自分はそうではない」、と脳に描いているからです。既になりたい自分になりきって、感謝しながら行なわなければなりません。


首のうしろを押しながら、**健康な自分、美しくなった自分の姿、幸せになった自分を先取りして、頭の中に描きましょう。**

そして痛みや悩みがどんどん消えていくイメージを持ちながら、「消えてくれてありがとう」と強く願ってみましょう。

## イメージが"なりたい自分"をつくる!

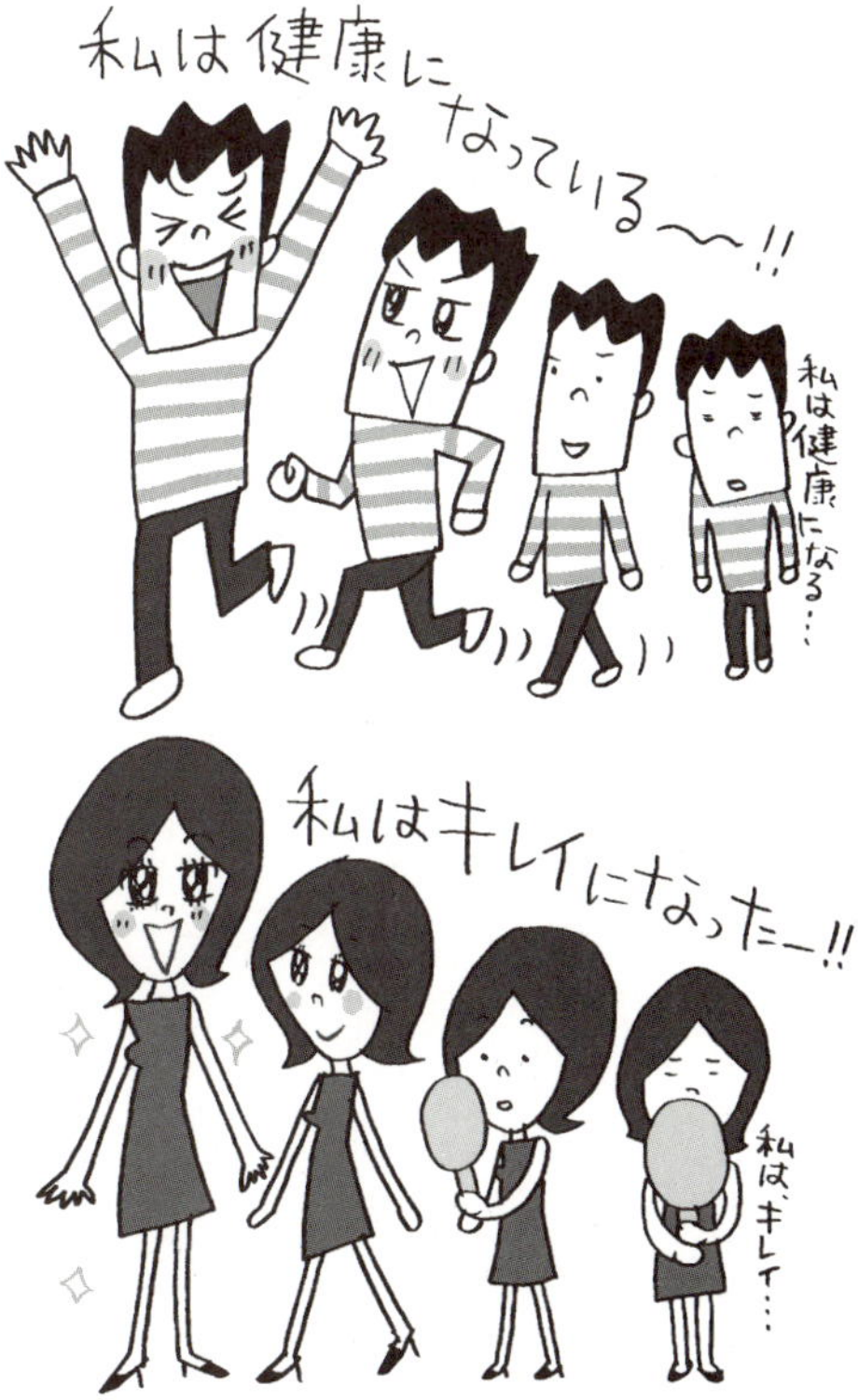

私は健康になっている〜〜!!
私は健康になる…
私はキレイになったー!!
私は、キレイ…

フランスのエミール・クーエ博士も**「空想は常に意志の力に二乗する」**といっています。

意志は空想には勝てない。つまり、イメージ（空想）したことは、強い意志をもってあらがっても、現実はイメージした方へと進んでいくというのです。

もしも、悪いイメージを思い浮かべていたら、どんなに「そうはなりたくない！」とがんばっても、悪いことは現実になってしまいます。イメージはどんどんかなってしまうのです。

これが本当だとしたら、常に「いいイメージ」を描いておけばいいのです。

最初はおぼろげでもいいのです。

慣れてくると、徐々にありありとイメージできるようになっていくはずです。

それができると、**これまで以上に力強い生命エネルギーが脳から全身に流れていくようになり、悩んでいた症状や病気がすんなり治ることも、決してめずらしいことではない**のです。

# Part 4

——痛みも不調も根こそぎ退治！

〈今すぐ実践〉

# たった1分で、体の奥の奥から元気になる！

# STEP 1

## 〈極まれば治る！〉押す位置の「見つけ方」

さあ、大変お待たせしました！

これから「ピンポイント療法」のやり方を詳しくご紹介していきましょう。

やり方はいたってシンプルですが、より効果を実感していただくためには、まずは**「正しい押す箇所を見つけること」**が重要です。

神経の流れを正しくするのに最も重要なことは、元締めとなる第一頸椎の部位で神経の流れを改善することだと前述しました。

そのために、左右どちらかにぶれている第一頸椎の位置を正し、神経の通り道を広げて流れを促すため、指先で首のうしろを軽く触れるように押して整えていきます。

では、具体的に押すポイントを一緒に見つけてみましょう。

手順1

姿勢は、首と肩の力を抜いて、顔をまっすぐ前に向けます。立っていても、座っていてもかまいません。

手順2

耳たぶのつけ根の裏側にある、かたくて大きな骨の出っ張り（乳様突起《にゅうようとっき》）を見つけます。実際に触ってみましょう。骨は三角に少し尖《とが》っています。

手順3

その出っ張りの下端より1ミリ下、耳寄りに1ミリ前方を、両手の中指（あるいは人差し指）の先で、左右同時に軽く押します。

いかがでしょう？

通常、その部分を触ってみると、左右どちらか一方に違和感を抱く側が存在します。押してみて痛みがある、不快感がある……**違和感のある方が、押すポイント**になります（整えるのは、片側だけです）。

押すポイントの見つけ方①

# 正しい位置はどこ？

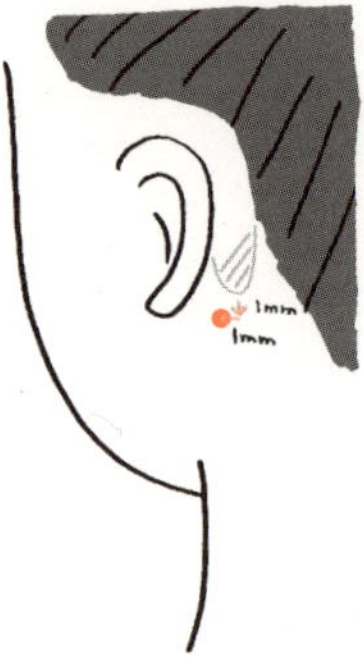


## 2

耳たぶのつけ根のすぐ裏側を触ると、かたい大きな骨の出っ張り（乳様突起）があるのがわかる。その骨の出っ張りのすぐ（1ミリ）下から、1ミリ前方（耳寄り）がポイントになる。

## 3

両手の中指の先で、左右の候補場所を同時に軽く押す。痛みや不快な感覚のある側が、押す側になる。

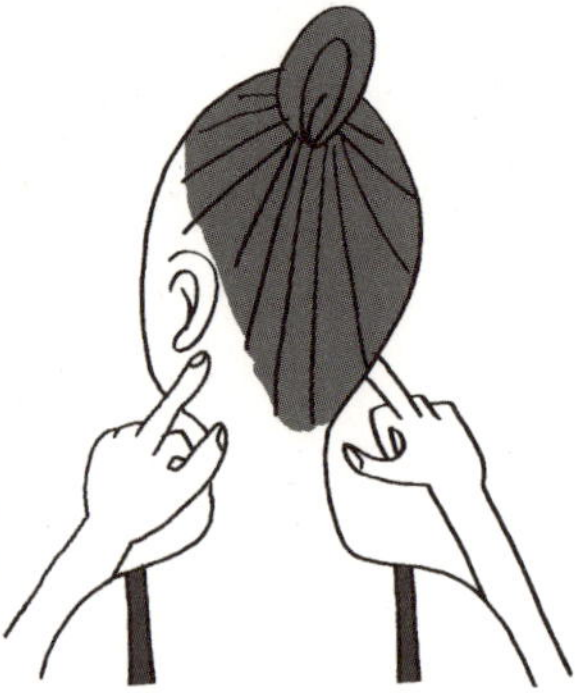

1

首と肩の力を抜いて、
顔をまっすぐ
前に向ける。

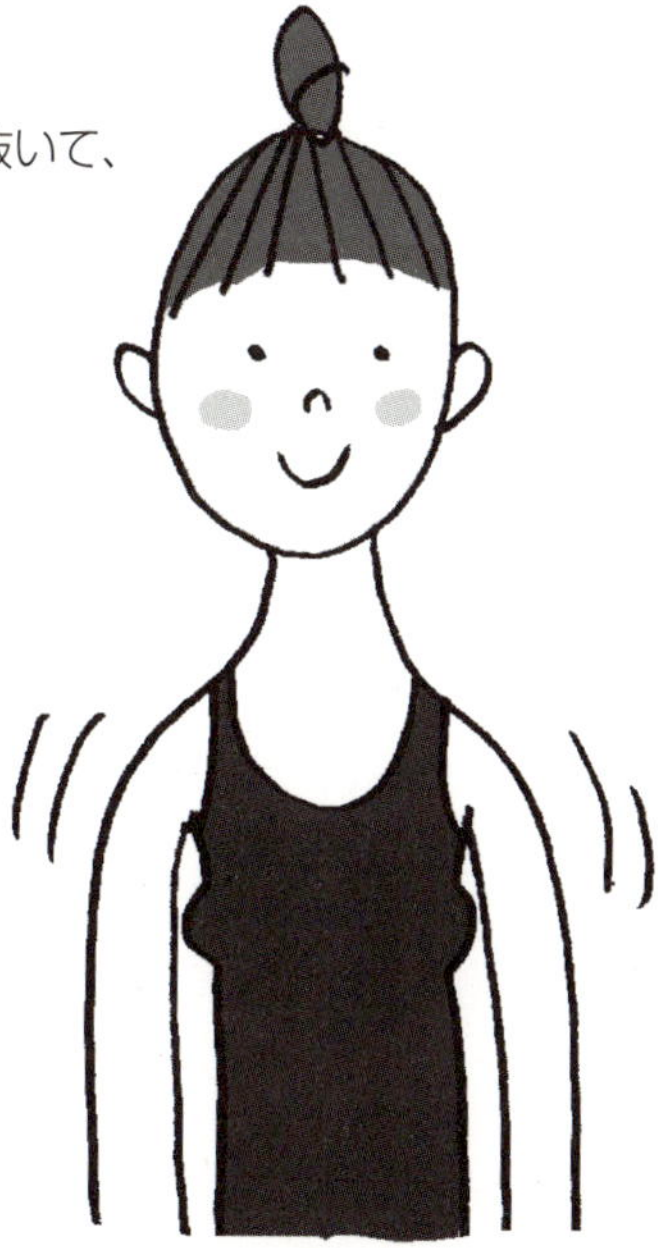

もし、そうした自覚症状が得られないときは、指先の感覚で判断してみてください。押すポイントになる側は、**紙が3枚くらい重なったような、厚ぼったい感触**がします。

一方、押さない側は紙1枚程度の、軽い感触です。

または、押さない側はマシュマロのようなやわらかい感触に対して、押すポイントになる側はゴムを触ったときのようなかたい感触がします。

これらでも**判断がつかないときは、数日間片側だけを試してみましょう。**

心や体調がよくなる方が、あなたのポイントです。

ただし、強く押したり、骨の上を押すと正しい反応が得られなくなるので、気をつけてください。

押すポイントの見つけ方②

## 左右どちらを押す？

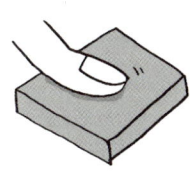

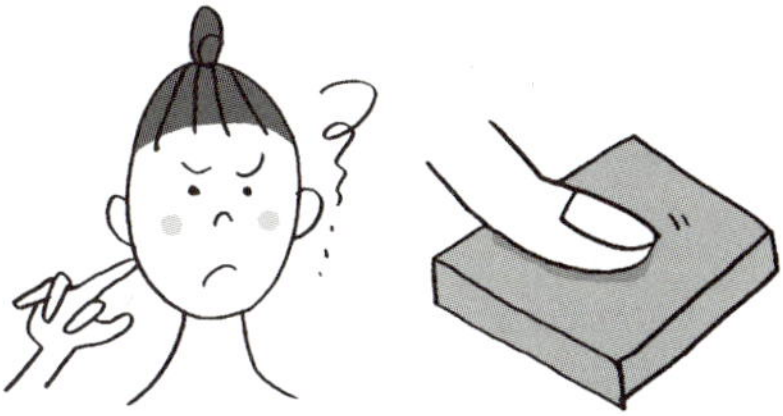

押す側

- 痛みや不快感がある
- 紙が3枚くらい重なったような、厚ぼったい感触
- ゴムを触ったときのような、かたい感触

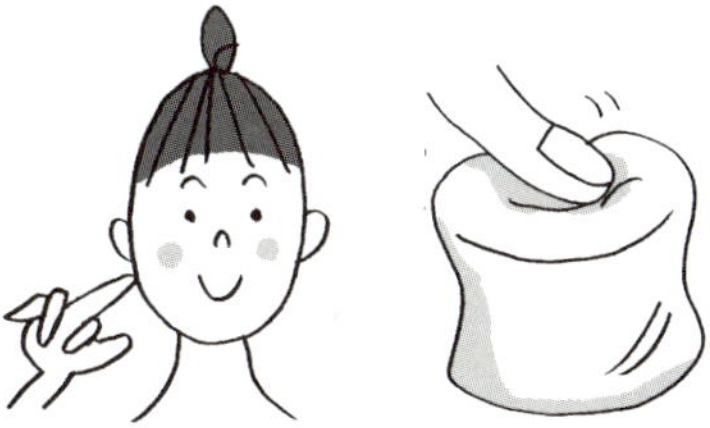

押さない側

- 痛みや不快感がない
- 紙1枚程度のような、軽い感触
- マシュマロのような、やわらかい感触

STEP 2

# 〈覚えておきたい！〉よく効く正しい「押し方」

ポイントは見つかりましたか？

では、どのくらいの強さで押せばいいのでしょうか？

中には、東洋医学のツボと勘違いされるのか、こりをほぐすようにゴリゴリと押す人がいますが、これはNG。「押す」というよりは、**「軽く触れる」「さわる」「指先をあてる」**といった感覚があてはまります。本当に**「ごく軽く」**でいいと考えてください。

なぜなら、力加減が強くなると、神経と脳に多大な物理的ストレスを与えることになるからです。

繰り返しますが、**首は〝脳の一部〟〝生命の源〟**といっていいほど大切な場所です。**とてもデリケートな場所ですので、強く押すようなことは絶対にしないでください。**

ちなみに、整骨院や整体院などで、首をボキッボキッとならすところがありますが、そういうところは、私はおすすめしていません。事故も多く報告されています。治療院選びは十分に慎重に行なってください。

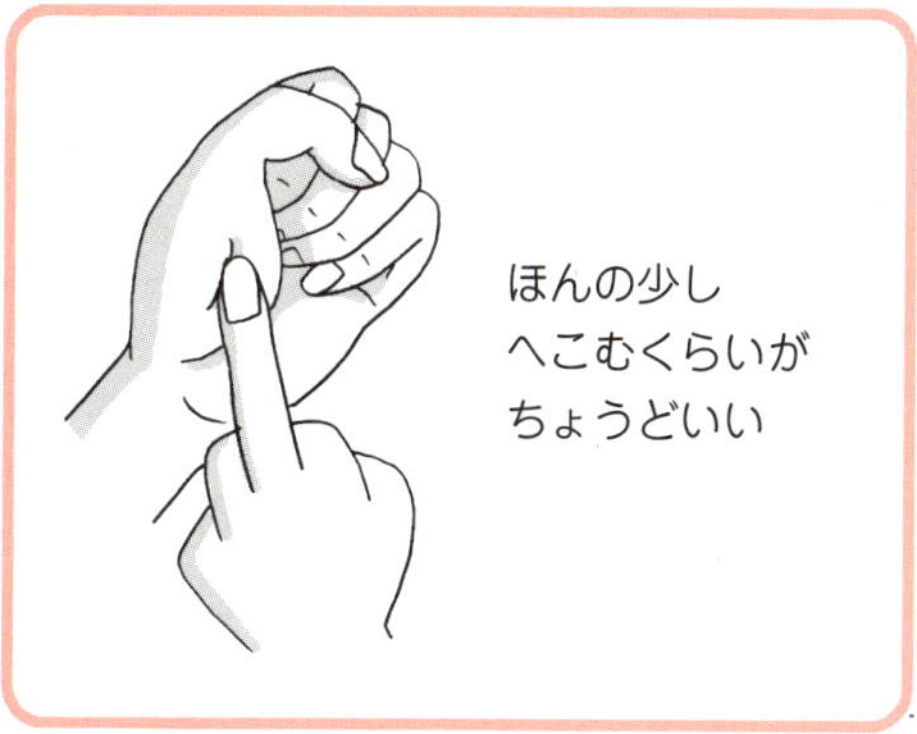


ピンポイント療法はとても繊細なテクニックなので、力は必要ありません。

どちらか一方の手でこぶしをつくってみてください。そのときに盛り上がる、親指のつけ根の部分をもう一方の指先で触ったときに、皮膚表面がほんの少しへこむくらいの力加減でいいのです。

大事なことなので、もう一度いいます。

**ツボ押しやマッサージではないのです！**

**あくまで軽いタッチで行なってください！**

STEP 3

# 〈やってみよう！〉一度試せば、実感できる

「ポイント」「力加減」はつかめたでしょうか？

では、実際にやってみましょう。

手順1

首と肩の力を抜いて、顔をまっすぐ前に向けます。

慣れるまでは、背筋を伸ばして立つか座るか、どちらかの姿勢で行ないます。

慣れてしまえば、寝ていてもできるようになります。

**手順２**

押す場所のある側の手の中指の先端で、
首のうしろにある指定場所を軽く触れる程度の力で押します。
このとき、左右同時に押したり、左右交互に押しては絶対にいけません。
左右どちらか一方だけ、行ないます。
押し続ける時間は１分間。
ゆったりとした腹式呼吸をしながら、指先で軽く押します。

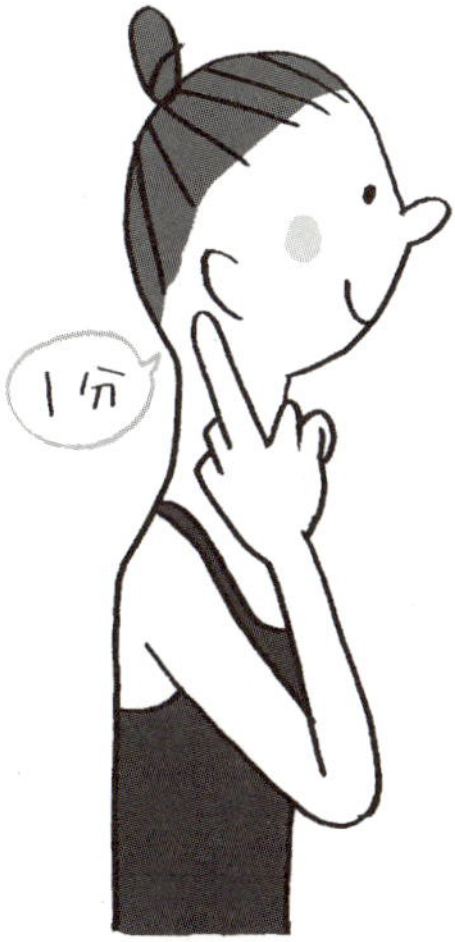

STEP 4

〈身につけよう！〉

## 効果が加速する「呼吸法」

ピンポイント療法を行なうときは、**「腹式呼吸」**を行ないます。腹式呼吸は口から息を吐き（へその下をへこませる）、鼻から息を吸う（へその下をふくらませる）呼吸法。ゆっくり深く呼吸をしながら、首のうしろを押すことで、より大きな効果が得られます。

反対に、私たちが普通にしている「胸式呼吸《きょうしき》」では、胸や肩や首の筋肉を使うので、その部分は緊張して力が入りかたくなってしまいます。

その状態では、いくら首のうしろを押しても、その効果は半減してしまいます。

ちなみに、胸式呼吸では肺の〝空気タンク〟の容量をせいぜい60％程度しか満たせないのに対し、上手な腹式呼吸では100％近く満たすことができます。

「最も大切だと思う健康法をひとつだけ挙げるとすると何ですか？」という質問に、ある著名な健康指導者は、**「呼吸法」**と答えたそうです。

**呼吸は、「健康づくりの基本」。**でも、最近はストレスからか、呼吸がとても浅い人が多いようです。**呼吸が浅くなると、体内、とくに脳への酸素供給量が減ってしまい、集中力の低下、眠気、気怠《けだる》さ、慢性的な疲労感などを引き起こします。自律神経のバランスも崩れ、さまざまな不調の原因ともなります。**

たかが「呼吸」とあなどるなかれ。呼吸の質が生活の質、ひいては人生の質を左右するといっても過言ではありません。いい機会ですから、ここで正しい呼吸法をマスターしましょう。

私たち人間は、この世に生まれ出た瞬間に「おぎゃー」と産声《うぶごえ》を上げます。生まれてはじめて**「吐く息」**です。反対に、人生の終わり、ご臨終の際には、「息を引き取る」。人生最後の呼吸は、吸って終わることを意味しています。

**呼吸は「吐くこと」が大事。**吐けば、自然に新しい空気が胸一杯に入ってくるからです。

## 正しい腹式呼吸のコツ

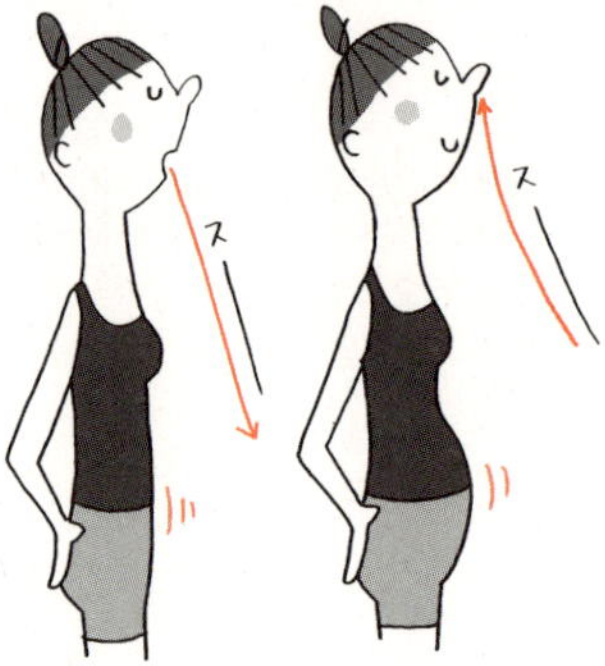


4

最初は1・2・3・4で
お腹をへこませて吐き、
1・2・3・4でお腹をふくらませて吸ってみましょう。
数回やってみて、慣れてきたら、今度は
1・2・3・4・5・6・7・8で吐き、
1・2・3で吸うようにしてみましょう。
「吐く」のに8秒、「吸う」のに3秒。
リズミカルにゆったり行なうと、より効果も高まります。

### 腹式呼吸の鉄則

| | | |
|---|---|---|
| その1 | 深く | 下腹まで深く |
| その2 | 静かに細く | 自分にも聞こえないほど静かに、細く |
| その3 | 均等に | 均一に吐き、均一に吸う |

1

姿勢を整えます。背筋を伸ばし、あごは軽く引き、うなじを伸ばします。

猫背になっていませんか？

背中をまっすぐに伸ばすことで、気道が確保されます。

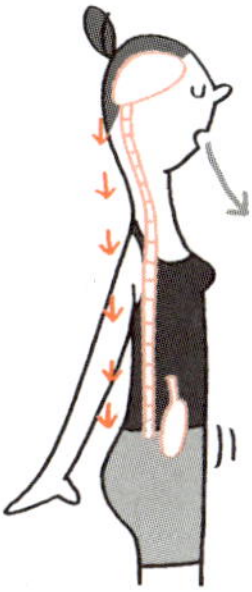

2

呼吸は「吐く」が先。

口からゆっくりと息を吐いて、へその下をへこませていきます。

このとき、お腹の中に風船のようなものがあり、それが息を吐くことで徐々にしぼんでいくのを想像してみましょう。

最初は手をへその下あたりに置いておくと、やりやすいでしょう。

できるだけ「細く、長く」を意識します。

3

充分に吐ききったら、今度は鼻からゆっくり息を吸ってへその下を大きくふくらませていきます。

お腹の中の風船は、今度は大きくふくらんでいきます。

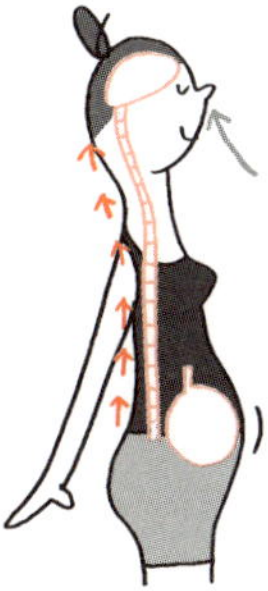

## 腹式呼吸が“神経”に起こす「4つのいいこと」

いいこと 1

横隔膜を大きく動かすことによって内臓、とくに心臓にマッサージ効果がある。そのため**血流が増加し、神経に与えられる酸素と栄養素も増える**

いいこと 2

肺活量が増えて、**神経へ送られる酸素量が増える**（腹式呼吸は胸式呼吸の3倍以上の酸素を取り込むことができます）

いいこと 3

脊髄に対するマッサージ効果も得られ、**神経が活性化する**

いいこと 4

脳内にα波が広がって、**脳と心と体がリラックスする**

Let's try

## 〝治癒スパイラル〟を呼び込もう！

「腹式呼吸」のコツはマスターできましたでしょうか？

それでは、「腹式呼吸」をしながら、もう一度首のうしろを押してみましょう。

口から息を吐くときには、宇宙からの〝生命エネルギー〟が頭のてっぺんから入って、背骨の中の神経をすーっと上から下へ流れていくところをイメージしてみてください。

鼻から息を吸うときには、背骨の中の神経を〝大地の力強いエネルギー〟が下から上へ駆《か》け上っていくところをイメージしましょう。

そして、90ページでもご紹介したとおり、**「イメージの力」**を味方につけましょう。**自分が悩まされている症状がよくなった状態や、自分のなりたい姿を脳の中に強く思い描くこと**です。

頭の中に描いた「理想の自分像」は、神経を伝わって、体と周囲環境をつくり出します。

「本当かな」と疑ったり、「できるかな」と不安に思ったりする気持ちがよぎったら、まずはそれをポイッと捨ててください。

**あなたには、「どんな願いもかなえる」すばらしい力があることを信じてください。**

Q&A

松久先生に質問！
## こんなときは、どうすればいいの？

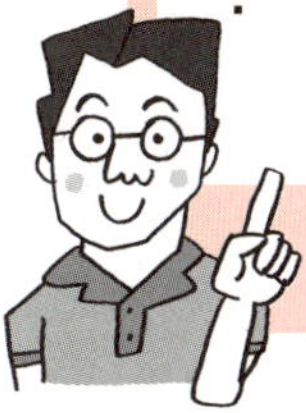

**Q　押す時間はどのくらいですか？**

**A　1回1分を目安にしましょう。**

1回につき呼吸を整えることも含めて、**1分**を目安にするといいでしょう。多少短くなったり、長くなったりしてもいいのですが、刺激が続きすぎると脳が疲れてしまうので、**一度にやる時間は5分まで**にしてください。

## Q 1日に何回すればいいの？

## A 好きなときに、何度でも！

「ピンポイント療法」は、**1日に何度行なってもかまいません。**

基本として、毎日、朝と夜、1～3回ずつ行なうのがいいでしょう。

**自分がリラックスできる状態で行なうのが一番理想的です。**

お風呂の中や入浴後、朝起きたとき、寝る前など、のんびりリラックスしている時に行なうと、よりスムーズに神経の流れが促されていきます。

寝る前に**「蒸しタオル法（125ページ）」**とセットで行なうと、ぐっすり眠れます。

また、ひと仕事終えたときや、休憩時間にやってみるのもいいでしょう。すばやく疲れた脳と体をリフレッシュでき、仕事の能率アップにもつながるはずです。

**Q どんな姿勢ですればいいですか？**

**A 寝たままでもお風呂につかったままでもかまいません。**

姿勢は、慣れてしまえば、きちんと立ったり座らなくても、寝たままでも構いません。ただ、**背筋はまっすぐに伸ばしましょう。**

外出先や信号待ちの間、仕事中や家事の合間、お風呂やトイレの中など、好きなときにやってください。

## Q どんな人におすすめ？

## A あらゆる病気や症状に用いることができます。

神経の流れは全身につながっているため、**ピンポイント療法は症状や病気を選びません。**体と心に起こる、あらゆる症状や病気に用いることができます。

病気を抱えて悩んでいる人は、自分が健康を取り戻すことを信じて、やってみてください。

また、病気ではないけれど、なんとなく体調がすぐれない日が続いている人は、体に狂いが出始めている証拠です。

神経の流れが悪くなると、痛みだけでなく、こわばりや冷え、不眠といった不快症状が起こるのです。

ですから、症状が軽いうちに、ピンポイント療法で改善してしまいましょう。

**心が元気をなくしている人も、ぜひ試してみてください。**

心の不健康も神経の流れの狂いが原因。

生きかたに迷い、ため息が増えてしまったり、毎日の生活を心から楽しめなくなったりしたら、首のうしろを押してみてください。

**Q　効果はどのくらいで出ますか？**

**A　軽度の症状であれば、すぐに治ってしまうこともめずらしくありません。**

「ピンポイント療法」をやり始めると、頭痛や肩こり、腰痛など、それまで抱えていた症状が緩和したり、病気が改善するなど、よい変化が起こります。

**わずか2〜3日でよくなることもめずらしいことではありませんが、一般的には症状や病気を抱えている期間が長いと、効果を実感するまで時間もかかります。**

症状や病気は、根治するには、脳の記憶が書き換えられる時間が必要なのです（↓122ページコラム参照）。

いずれにせよ、症状や病気が改善したらやめてしまうのではなく、予防や健康維持を心がける方法として、習慣として毎日やり続けるようにしましょう。

## Q 1カ月経っても効果が出ないときは？

## A やり方が間違っている可能性があります。このポイントをチェックして

ピンポイント療法をやり始めて1カ月経っても効果がない、以前よりも体調が悪くなったと感じる場合には、次のことを見直してください。

- 押す力が強すぎる
- 押す側が左右逆
- 左右両側同時または交互に押している
- 押す側をころころ変えている

- 正しい場所が押されていない
- 腹式呼吸が正しく行なわれていない
- 脳内でうまくイメージが描けていない

いずれかに該当《がいとう》していると、**効果が得られないだけでなく、症状や病状が悪化したり、痛みが増すこともあるので、すぐに正しいやり方を見直して改めてください。**

ただし、正しく行なわれていても、弱っていた自然治癒力が一時的に働きを取り戻し、症状が一時的にいつもより強く出たり、新たな症状が感じられることはあります。

その際は数日から数週間のうちに体調がよくなっていきますので、注意して見極めるようにしましょう。

また、押す側についての補足です。通常、左右はずっと同じ側ですが、やり続けているうちにごくまれではありますが、押すべき側が変わることがあります。左右の指定場所を触れた感覚が入れ替わります。

その場合には、押す側を変えるようにしてください。

# 「ピンポイント療法」5つの心得

**その1**

## 強く押さない

首のうしろに軽く触れるだけでOK。とくに首はとてもデリケートな場所。グリグリと強く押さないこと

**その2**

## 呼吸を意識しよう

呼吸と神経の流れは、深く関連しています。106 ページを参考に深くゆったりとした呼吸を心がけましょう

**その3**

## イメージの力を活用しよう

「よくなった自分」「なりたい自分」をしっかり脳にインプットしましょう。イメージの力を借りれば、その効果は10倍にも20倍にもなります

**その4**

## 効果をあせらない

効果は個人差があります。始めたその日から効果が得られる人もいれば、最初はなかなか効果を実感できない人もいます。ただ、たどる道はそれぞれ違っても、ゴールは一緒です。"真の健康"というゴールでお会いしましょう!

コラム

## 慢性痛は脳の“誤作動”
### ——脳が痛みを記憶する!?

不思議に思われるかもしれませんが、**痛みというのは脳に記憶として蓄積されます。**

医療現場では足を切断した患者さんが「足が痛い」と訴えるケースが起こることがあります。もうなくなってしまったはずの足が痛いという、それは脳が痛みを記憶している証拠です。

こうしたことは日常的にも起こっていて、人は痛みを抱えた状態が長くなるほど、記憶の誤作動が起こりやすくなります。

大事なことは、①痛みを起こす根本的な原因を取り除いて、②「もう痛みを感じる必要はない」という情報で脳の記憶を塗り替えることです。

この脳の記憶の書き換えが済んだときこそが、“完治”と呼べる状態なのです。脳の記憶の書き換えには、通常、ある一定の時間を要します。書き換えに必要な時間は、脳がどれだけ悪い情報で染まっているかによります。

「ピンポイント療法」を行なうときは、**健康になった自分を脳に思い描きながら行なうとこの脳の記憶の書き換えも早くできるようになります。**

# Part 5

――まるで別人!? 体質改善、細胞から生まれ変わる!

# 「ピンポイント療法」を さらにパワーアップさせる3つの方法

## 「手っ取り早く、しかも最大限の効果を得たい！」というあなたへ

前章で背骨の中の神経の流れを活性化する「ピンポイント療法」をご紹介しました。

あくまでも、重要なのは、**首のうしろを押して上から下への神経の流れを正すこと**です。それだけでも、充分に効果は得られます。

ここでは、「手っ取り早く、しかも最大限の効果を得たい！」という方に、「ピンポイント療法」をさらにパワーアップさせる3つの方法をお教えしましょう。

①**蒸しタオル法**（→125ページ〜）
②**神経ストレッチ法**（→128ページ〜）
③**センタリング**（→135ページ〜）

# 蒸しタオル法

## 疲れを癒し、ゆるゆるリラックス

「ピンポイント療法」をするその前に、「蒸しタオル」で首のうしろを温めて、首のまわりの神経と筋肉をゆるめておきましょう。

やり方はとても簡単。

手順1

タオルを水で濡《ぬ》らし、軽く絞ります。

目安は湿り気があり、かたすぎないこと。

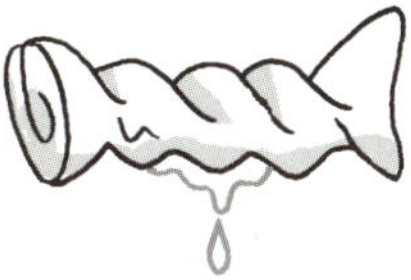

**手順2**

タオルは3つ折り、もしくは4つ折りにたたんでから、くるくると棒状に丸めます。

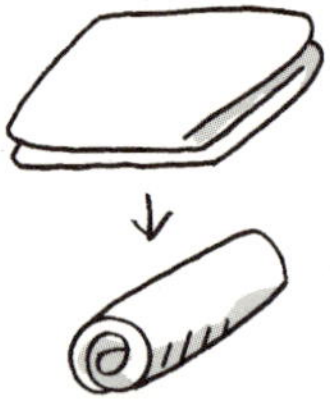

**手順3**

お皿にのせるか、ラップにくるむかして電子レンジで1～1分半ほど温めます。レンジのワット数によって加熱時間は変わります。ご自分にぴったりの温度の加熱時間を探してください。

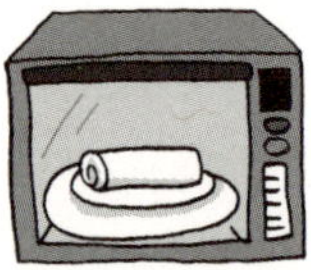

**手順4**

レンジから取り出して粗熱《あらねつ》をとります。タオルは内側が熱くなっていますので、注意が必要です。ラップをまいて加熱した場合は、ラップをはずすときに蒸気が出てきて危険です。やけどには気をつけてください。

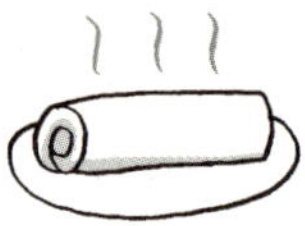

**手順5**

タオルを3つ折り、もしくは4つ折にして、20~30秒くらい耳のつけ根から首のうしろ側、第一頸椎、第二頸椎あたりに当てます。
肌がじんわりと温かみを感じ、タオルが冷たくなる前に取ります。

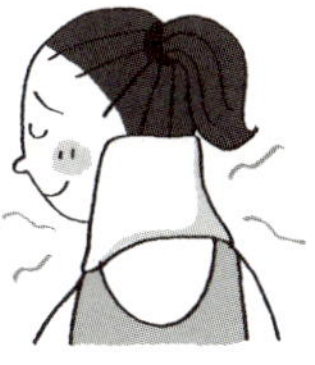

＊「蒸しタオル法」のポイントは、少し熱めのタオルでやること。体調が悪い人は、一度ではなく、冷めてきたら乾いたタオルで首の水分を拭き取り、再び熱くしたタオルを当てます。これを3、4回繰り返します。

この「蒸しタオル法」には、神経をゆるめるだけでなく、うれしいおまけがたくさんついています。血行がよくなり冷え性が改善されます。顔のむくみもとれ、肌もツヤツヤ。夜もぐっすり眠れます。

できれば、朝晩1回ずつ、「ピンポイント療法」を行なう前にこの「蒸しタオル法」を行なうと、より早く効果を実感できます。

# 神経ストレッチ法

## 緊張をほぐして、副交感神経もアップ

筋肉の緊張をほぐす一般的なストレッチは、みなさんも、運動前や寝る前などに行なったことがあるでしょう。

しかし、ここでご紹介する「神経ストレッチ法」は、これまでのストレッチ法とは異なり、**「背骨の中の神経の緊張をほぐす」**画期的な方法です。

意外に思われるかもしれませんが、実は、背骨の中の神経も重力を受けて、疲弊《ひへい》しています。「神経ストレッチ法」は、それを回復させる非常に強力な方法です。

「神経ストレッチ法」を行なうと、知らず知らずに萎縮《いしゅく》していた神経が伸ばされ、神経細胞が再生し、活動する力を増します。

それにより、**神経の流れはいっそう改善し、脳と体は自分が持つ本来の力を発揮しやすい状態**に整っていきます。

こうして体はさらに理想的な状態をつくり出し、あなたが生まれ変わる力は増強されます。

これを日常に行ないながら、ピンポイント療法を行なうことで、よりスムーズに効果が発揮されるようになりますので、ぜひ試してみてください。

それでは、やり方を見ていきましょう。

# 神経ストレッチ法

**4** 足は指先を立て、同じように、かかとを5ミリ下に伸ばす感覚でずらします。

**5** このように、上下に体が1センチ伸びた状態で、腹式呼吸をしたままで約60秒間保持します。

＊これを数回繰り返します。決まった回数や時間はありませんので、気持ちいいと感じる範囲でやれば充分です。

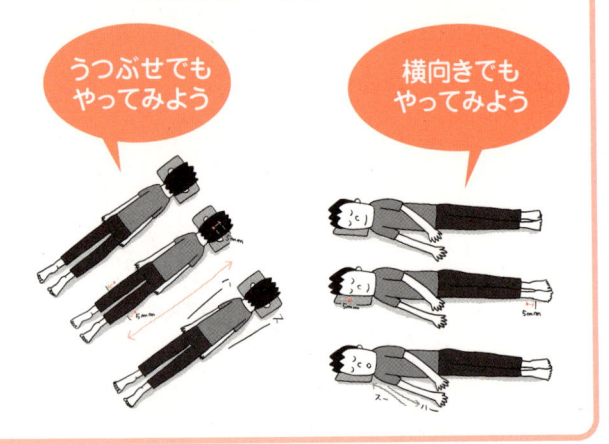

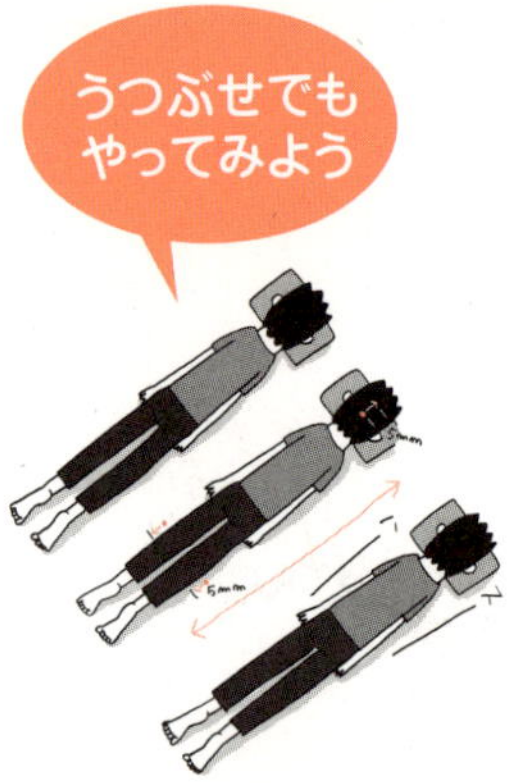

うつぶせでも
やってみよう

横向きでも
やってみよう

1

まず仰向けに寝ます。
背骨の中の神経にとって最もリラックスするのは、寝た体勢です。

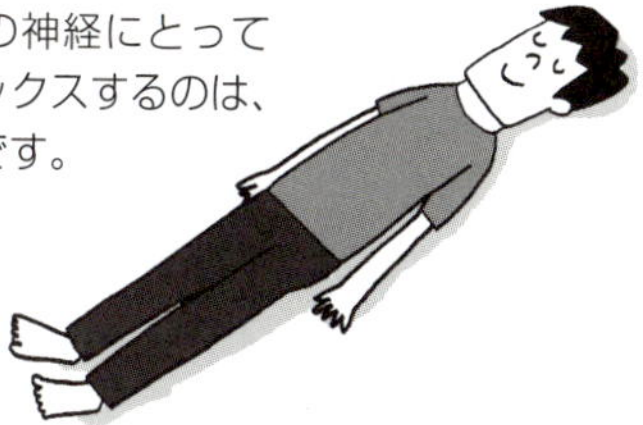

2

体の力を抜き、ゆっくりと腹式呼吸をしてリラックスします。

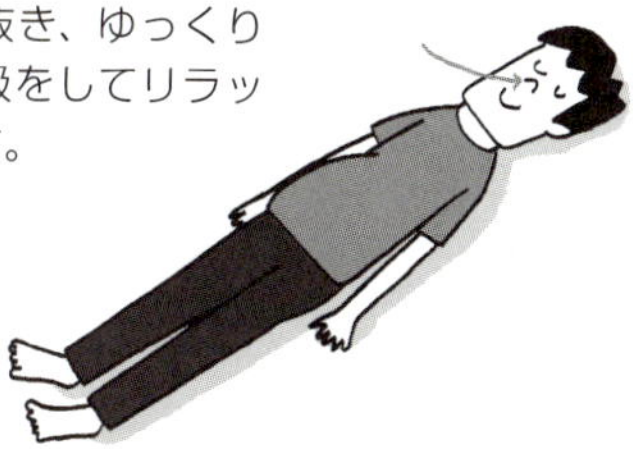

3

寝たままの状態で背伸びをするように、頭の位置を上に5ミリ程度ずらします。

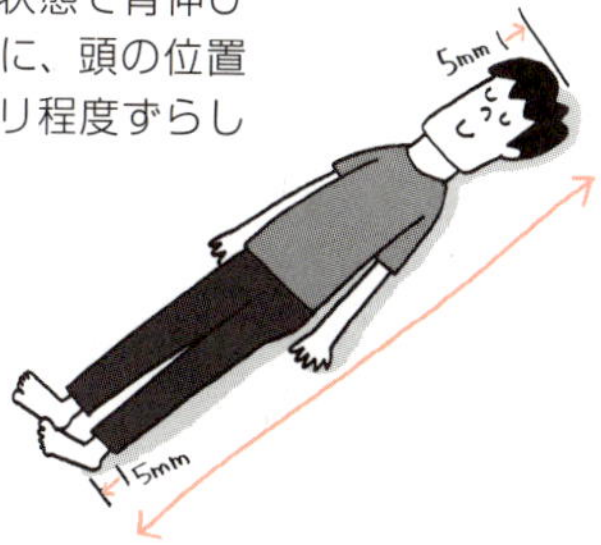

神経はとても繊細です。頭とかかとをほんの5ミリずつ上下にずらすだけでも、**背骨の中の神経は気持ちよく伸びて、自然な流れの状態に近づきます。**

上下あわせて1センチというのは、ごくわずかな動きです。感覚としては、少し上下に引っ張る程度ですので、目に見えて動くほど力を入れて伸ばす必要はありません。

反対に、**力を入れて伸ばそうとすると、首に力がかかって大変危険です。**

仰向けで行なうこのストレッチにより、背骨の中の神経のうしろ部分が伸ばされます。

仰向けが終わったら、うつ伏せでも行ないます。同じように頭と足を5ミリずつ、上下に伸ばすストレッチを数回行ないましょう。

頭が床と触れる額を上に5ミリ、床と触れる膝の前面を下に5ミリ動かすといいでしょう。

うつ伏せでは、タオルや枕《まくら》を頭に当て、十分に口と鼻で呼吸できるようにしましょう。

ただし、首痛や腰痛をもっている方など、うつ伏せになることで痛みを感じるときには、無理に行なう必要はありません。うつ伏せで行なうこのストレッチにより、背骨の中の神経の前部分が伸ばされます。

同様に、右下の姿勢、左下の姿勢でも行ないます。

床と触れる顔側面を上に5ミリ、床に触れる外側のくるぶしを下に5ミリ動かします。右下の姿勢で行なうストレッチにより、背骨の中の神経の右側が伸ばされ、左下では左側が伸ばされます。

順番としては、仰向け→うつ伏せ→横向きに左右行ないます。

体勢によって痛みがでるときには無理に行なわず、できるものだけをやってみてください。

また、時間がないときは仰向けだけでも構いません。

タイミングは「ピンポイント療法」と同じで、リラックスできる状態のときがおすすめです。

**毎朝の習慣にすれば、目覚めがよくなり、心地よい一日のスタートがきれるようになります。**

**寝る前に行なえば、質のいい睡眠に入りやすくなります。**

また仕事や家事の合間など、リフレッシュしたいときもいいでしょう。

「神経ストレッチ法」は寝た状態でわずかに背骨を伸ばすだけですので、年齢を問わず、どなたでも安全に行える方法ですが、妊娠している人、腰痛などの持病がある人は、決して無理をすることなく、できる範囲で行なうようにしましょう。

## センタリング

### 「へその下」を押して、〝生命力〟を活性化

首のうしろを押す「ピンポイント療法」は、上から下へと流れる神経の流れを整え、それにより、自分が生まれながらに持つ体の〝叡智〟を最大限に引き出し、さまざまなトラブルを改善へと向かわせます。

これを私は「チューニング」と名づけました。

このチューニングだけでも、神経の流れを整える効力はあります。

しかし、もうひとつ「センタリング」というピンポイント療法を組み合わせると、治療効果や健康効果はより実感しやすいものとなります。

センタリングというのは**「へその下を押す」**方法です。

次ページのイラストを見てください。へその下とは第五腰椎のあたりです。

この第五腰椎は、仙骨《せんこつ》（＝骨盤のうしろの壁をつくっている部分の骨）の上に乗っていますが、日々重力がかかり続けることで、第五腰椎は前下方に落ち込みやすい環境にあります。

そこで**この部分を前から押すことで、腹圧《ふくあつ》をかけ、第五腰椎を仙骨に対して持ち上げます。お互いの位置関係を正常に戻し、神経の通り道を広げる**のです。

首のうしろと同様に、**へその下を押すことで、神経の通り道が広がれば、背骨の中の神経の流れは格段によくなります。**

また、へその下というのは、東洋医学では**「丹田《たんでん》」**と呼ばれ、**体のエネルギーの中心**とされています。人間を生かすエネルギーが最も凝縮している場所です。

私たち人間は、木や植物と同じように、大地、あるいは地球からエネルギーを受け取り生きています。この大地のエネルギーの入り口がこの「丹田」だと考えられています。

ちなみに、インド医学などでエネルギーの出入り口といわれている場所は、面白いことに、解剖学的に見た神経の流れとほぼ一致しています。

## 第五腰椎と仙骨

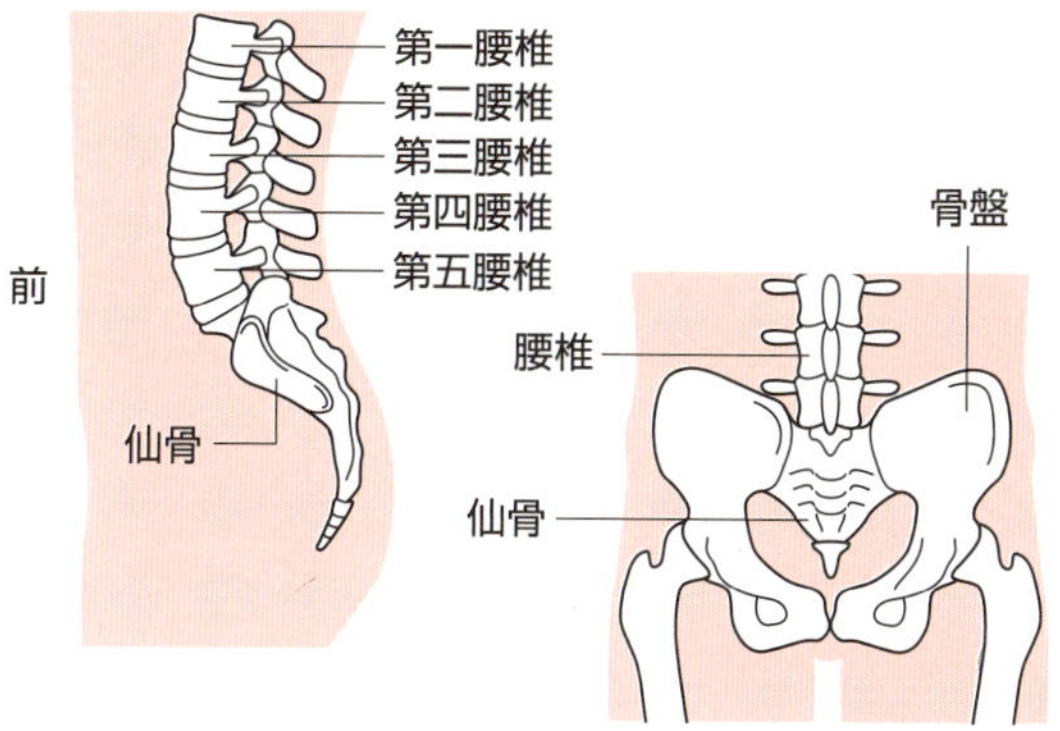


それはさておき、へその下を押すことで、神経の流れがよくなるとともに、この辺りの「エネルギー(気)」も活性化、さらに大地からのエネルギーも取り込みやすくなるのです。

それでは、やり方をご説明しましょう。

## センタリング

3

その部分を軽く押し続けながら、1分間、ゆっくりと腹式呼吸をします。

押す力は1センチお腹がへこむ程度で充分ですが、腹部の脂肪が多い方はもう少し強めに押してください。

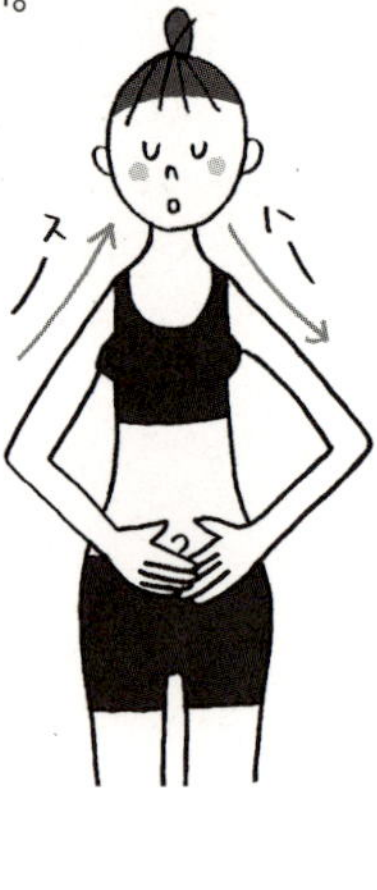

1

足を肩幅くらいに広げて立つか、椅子に座って、両方の骨盤の上に手を添えます。このとき、両手の親指の先を骨盤のいちばん上に当てます。

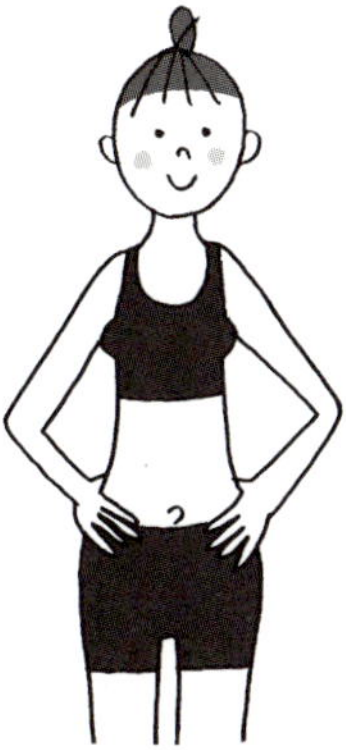

2

両手をそのままの角度で体の中心に向かってスライドさせて、中指と人差し指、薬指の指先を重ねます。指先の位置の目安は、へそと恥骨の上端を結んだ線の中央あたりです。

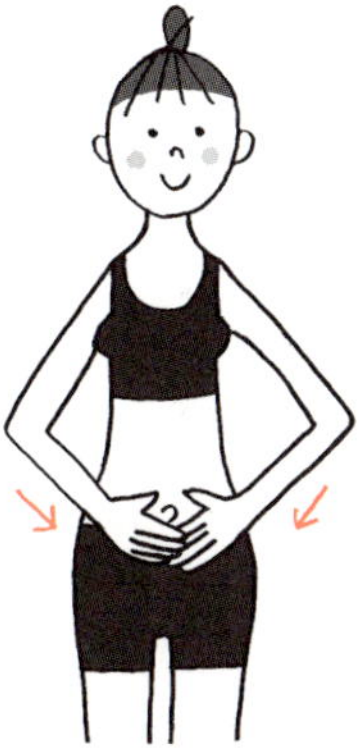

首のうしろを押すのと同様、1日に何度行なっても問題ありませんが、朝と夜にセットで行なうのがおすすめです。

ピンポイント療法の目的は、背骨の中の神経の流れを正し、活性化させることで、あらゆる症状や病気を改善に向かわせることです。

チューニングで上から下へ流れを促し、センタリングで下から上に大地のエネルギーを取りこんでいけば、どんどん体の叡智とともに生きる力が強化され、やる気や自信もわいてくるようになります。

# Part 6

——知っておきたい!

# 「神経の流れを狂わす」5つの原因

# この5つのことを取り除けば、毎日はもっと、スッキリ快適になる！

ここまで読んできて、「私は大丈夫かしら……」と不安に思われた方もいらっしゃるでしょう。

**神経の流れは非常に繊細**です。

しかも、残念なことに、私たちの生活には「神経の流れを狂わすもの」があふれています。

何しろ、最初の危機は、赤ちゃんがお母さんのお腹の中にいるとき、そして産道を通るときに訪れるのですから（コラム146ページ参照）。

ですから、症状がなく、健康と思われている方々にも、背骨の異常、神経の流れの狂いが存在することは多いのです。

ここでは、「神経の流れを狂わすもの」の代表選手を5つ挙げていきましょう。

**①物理的ダメージ**（↓144ページ〜）
**②体に負担となる悪い姿勢や動作**（↓147ページ〜）
**③睡眠不足**（↓151ページ〜）
**④食品添加物**（↓156ページ〜）
**⑤不安や恐怖といったマイナスの感情**（↓160ページ〜）

主なものは、以上の5つです。それでは、1つずつ詳しく見ていきましょう。

# 物理的ダメージ

これまで述べてきたように、**背骨は人間の体で最も重要な脳からの神経（脊髄《せきずい》）の“通り道”**です。

この背骨にわずかでも異常（ずれやゆがみ）があれば、それにより大事な脊髄が圧迫され、神経の流れが阻害《そがい》されてしまいます。

たとえば、転倒や転落、交通事故、落下物による打撃、スポーツなど（スキーやスノーボード、ラグビーやアメフト、器械体操……）で外部からの物理的ストレスを受けると、背骨がずれたり、変形したりしてしまいます。

その場合、神経の流れが遮断《しゃだん》され、最悪、下半身麻痺など重篤《じゅうとく》な状態を招くおそれもあります。

といっても、直接背骨に傷がつくような大ケガでなく、すべってしりもちをついた、どこかに腰を強くぶつけたといった程度でも、背骨にとっては十分な衝撃になります。

そもそも、私たち人間の背骨には、二本足で生活し始めたときから、重い頭を支えるだけでも驚くべき負担、ストレスがかかっています。

**成人男性の場合、頭の重さは約5〜6キロといわれています。**5キロといえば、ボウリングのボールひとつ分にも相当します。両手で持ってもズッシリとくる重さです。それを考えると、首への負担がいかに大きいか想像できますね。

歩く、走る、曲げる、伸ばす、ひねる、重いものを持つ……こうした**何気ない日常生活の動作も背骨に異常を、ひいては神経の流れに狂いをもたらす要因となります。**

コラム

## 人生最初の危機!?
## 産道を通るときに背骨がゆがむ

ちなみに、私たち人間が最初に受ける危機は、驚くべきことに、「産道を通るとき」にやってきます。

近年、人間は分娩(ぶんべん)時、自然排出が困難で、どうしても第三者の手助けを必要とします。新生児が産道から出る際、その頭を第三者が強く引っ張ります。この瞬間が新生児にとって最も危険なときなのです。

新生児が誕生する瞬間を想像してみてください。頭の先が見え、その体を取り出すために人の手でその頭をつかみ、それを大きくひねり出そうとします。このひねるという操作が危ないのです。

新生児も出産時には大人と同様に確立した背骨を有します。頭がひねられると、その一番上に位置する頭の直下の骨(第一頚椎・環椎)、そしてその上に乗っている頭の骨(後頭骨)の2つの骨が大きな影響を受け、本来のあるべき位置からゆがんでしまうわけです。

そのため、カイロプラクティックの本場アメリカでは、新生児のカイロプラクティックも当たり前のように行なわれています。

神経に悪い5つのこと その2

# 体に負担となる悪い姿勢や動作

イスやソファーに座ったときに、浅く腰掛けて、脚を組んだりしていませんか？

こんな姿勢は腰をゆがめ、背骨を曲げ、背骨の中を通っている神経を圧迫します。

また、長時間同じ姿勢をしていたり、同じ動作を繰り返していると、一部の筋肉や神経が疲弊してしまい、「神経の流れの狂い」の原因となります。

たとえば、**猫背などの姿勢の悪さや、歩き方のくせ、イスに座ったときのくせなど、1つひとつは小さな問題と思えることも、毎日の積み重ねで重大な結果を引き起こしてしまいます。**


とくに、デスクワークなどで、1日3時間以上**「うつむき姿勢」**でいる人は要注意です。

最近、パソコンやスマートフォンなど長時間画面をのぞき込むことで首の骨の自然なカーブがなくなる「ストレートネック」の人が増えています。ストレートネックの人は、首に過度の負荷《ふか》がかかってしまいます。

「うつむき生活」を続けていると、慢性的な肩こり、首のこりに悩まされやすくなるだけでなく、**神経も正常に働かなくなり、手のしびれや頭痛、めまい、目の奥の痛み、吐き気といった症状が出ることもあります。**

予防は**普段の生活の中で、「正しい姿勢」を意識すること**が一番。

デスクワークの場合はイスに深く腰掛け、なるべく背骨をまっすぐにした状態で行なう。こまめに休憩を取り、その際は、肩を回すなど肩甲骨《けんこうこつ》周辺の筋肉をほぐすといいでしょう。

できれば、パソコンは、ノートパソコンではなく、デスクトップが望ましいでしょう。モニターは、下に台などを置いて高さを目線の高さに調節してみてください。そうするだけでも、首への負担は軽減されるはずです。

## 「うつむき生活」があなたの不調の原因!?

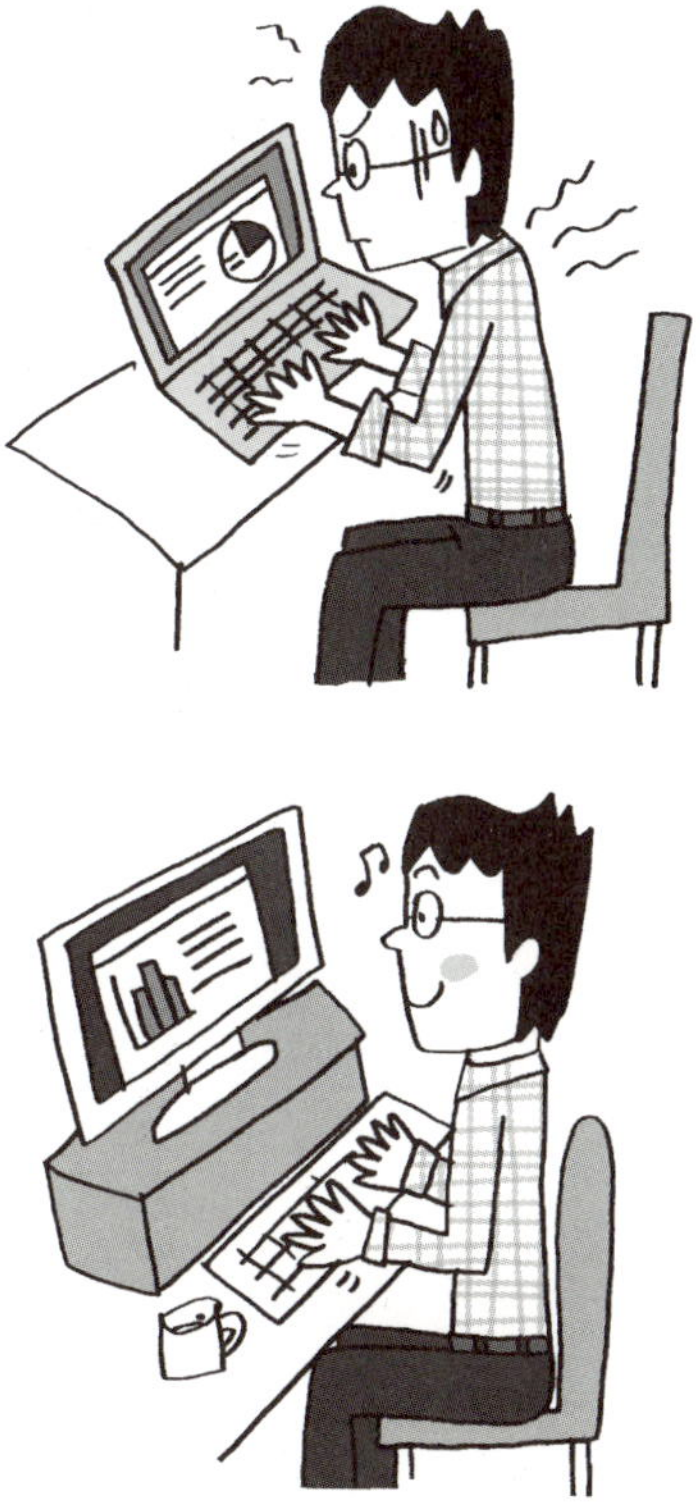

正しい姿勢は、大脳を目覚めさせ活性化させます。仕事もはかどり一石二鳥です。

他にも、

- □いつも同じ側の肩にカバンをかける
- □いつも同じ向きに横座りをしてしまう
- □足を組むときは、いつも上に来る足が決まっている
- □どちらか片方の靴のかかとばかりが減る
- □いつも同じ向きで寝る
- □食事をするときは、片側の歯で噛むことが多い

……

など、心当たりがある人は注意が必要です。

神経に悪い5つのこと その3

# 睡眠不足

睡眠不足も「神経の流れの狂い」の原因になります。

**睡眠不足は、神経の中でもとくに「自律神経系」に影響を及ぼします。**

前にも触れましたが、自律神経には「交感神経」と「副交感神経」の2つがあります。

一般的に「交感神経」は体を活動させる神経で、逆に、「副交感神経」は体を休ませる神経とされています。**この2つはアクセルとブレーキのような関係**です。

● 「交感神経」＝起きているときの神経、緊張しているときの神経
● 「副交感神経」＝寝ているときの神経、リラックスしているときの神経

一般的には、日中の活動的な時間帯には「交感神経」が優位に働き、夜の時間帯には「副交感神経系」が優位に働きます。

ところが、**寝る時間が極端に遅かったり、睡眠不足が続いているような場合、本来夜に活発に働くべき「副交感神経」の働きが抑制されてしまいます。**

「交感神経」ばかりを酷使《こくし》してしまうことになります。

このような生活を長い間続けてしまうと、自律神経のバランスを崩してしまう大きな要因になってしまいます。

また、私たち人間にとって「たっぷりな睡眠」が必要な理由がもうひとつあります。

先ほども述べたように、四本足の動物に比べ、二本足で生活する人間には、重い頭を

## たっぷり睡眠をとって首の負担を軽く!

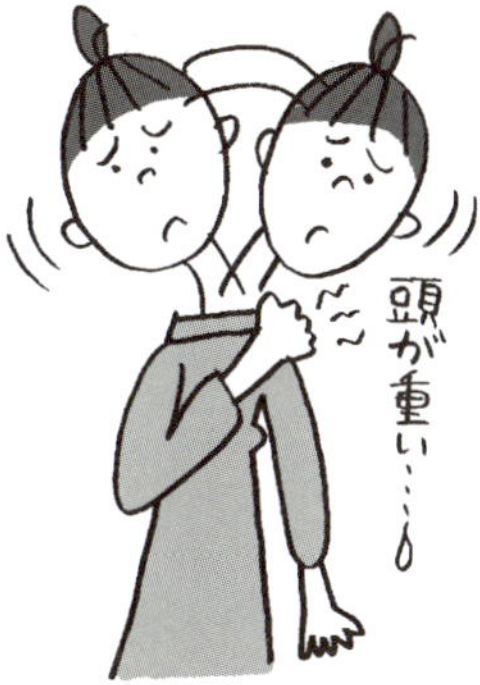


支えるだけでも背骨に驚くべき負担、ストレスがかかっています。

この頭の重みから唯一解放されるのが、横になっているときです。

**睡眠時間が短くなればなるほど、首から背中への負担が大きくなり、「神経の流れ」にも影響してくるの**です。

## いい睡眠を得る7つのルール

### ルール5

**よく噛む**

消化・吸収がよくなり、胃や腸の負担を減らします。自律神経を整えるのにも効果があります。

また、晩ご飯はできるだけ早めにすましましょう。寝る直前まで食べていると、胃腸の働きが活発になって、睡眠の質が↘ダウン

### ルール6

**ゆっくりお風呂に入る**

シャワーですますのではなく、少しぬるめのお湯に20〜30分かけてゆっくりとつかります。半身浴も◎

### ルール7

**夜のテレビやパソコン、携帯はほどほどに**

液晶画面から発せられる光には、体内時計を乱す作用が強く、専門家も注意を呼びかけています。また、寝る前の照明は少し暗めに

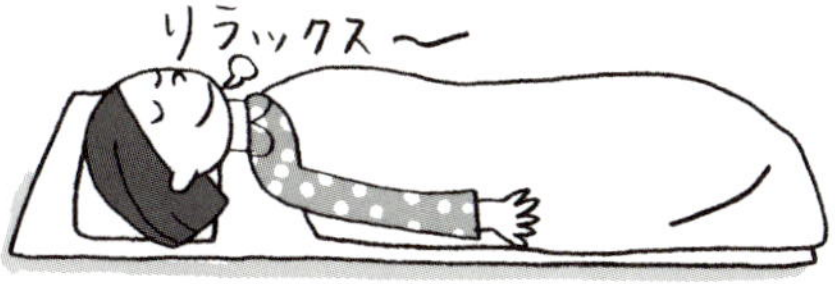


## ルール 1

### 規則正しい生活を心がける

できるだけ毎日同じ時間に起き、同じ時間に寝るようにしましょう。休日の寝だめはNG

## ルール 2

### 太陽をしっかり浴びる

とくに一日中オフィスにいる人は、朝の通勤時に1駅手前で降りて歩く、ランチは外で食べるなど、工夫をしましょう

## ルール 3

### 適度に体を動かす

1日15分でもいいですから、ウォーキングなど適度な運動を心がけましょう

## ルール 4

### よく笑う

ストレスが解消され、心身がリラックスします

# 食品添加物

みなさんが日頃何気なく口にしているもので、「神経の流れを狂わす」大きな原因としてとくに注意していただきたいのは、**食品添加物などの「化学物質」**です。

私たちが毎日スーパーやコンビニなどで買ってくる食品には、次のような目的でいろいろな食品添加物が使用されています。

- 腐りにくくする
- 有害な物質ができるのを防ぐ
- 品質を保ったり、変えたりする

## ●味や色、香りをつける

……

それら食品添加物のほとんどが、自然界にはない、人工的に合成された「化学物質」です。

食品添加物は国から認可されたものですが、認可されているからといって安心してはいけません。中には非常に強い発ガン性が認められたもの、中枢《ちゆうすう》神経や自律神経に影響を及ぼすものなどもあるのです。

**食品添加物や、食品の残留農薬、医薬品などの化学物質を体内に取り込むと、脳や神経の流れに悪影響を及ぼします。体の〝感受性〟を鈍くしてしまうのです。**

かといって、まったくそれらを使用していない食品だけを食べるのは難しいのが現状です。

あまり不安になりすぎず、まずは、「化学物質のとりすぎはいけない」ということを頭の片隅に入れておいてください。

そして、**化学物質の体内に入る総量を減らす努力をしましょう。**

レトルト食品や加工食品はできるだけ食べないようにしましょう。

また、食品を買うときは、商品のラベルにある食品添加物表示を見て、**「添加物のより少ないものを選ぶ」**という習慣をつけるといいでしょう。

ちなみに、**タバコや過度のアルコールも神経を〝いら立たせる〟**もとになります。タバコはやめ、アルコールも適度な摂取を心がけましょう。

さらに、体内に入ってしまった**化学物質は速やかに排出する**ことを心がけましょう。体内に入った有害物質を解毒し、体外に排出する働きのある**ビタミンC**、**ミネラル**を補給して、抵抗力を高めることが必要です。

そして、化学物質は皮下脂肪に蓄積しますので、スポーツや入浴で汗をかき、新陳代謝を活発にして、**有害物質を体外に排出する努力**をしましょう。

## 化学物質は……

▶できるだけ取り込まない

・添加物ができるだけ少ない商品を選ぶ

・タバコや過度のアルコールは避ける

▶取り込んでも排出しやすい体をつくる

・ビタミンC、ミネラルを多くとる

・汗をかき、新陳代謝を活発にする

が大事です!!

# 不安や恐怖といったマイナスの感情

自分の〝心の持ちよう〟も「神経の流れ」に大きく影響します。

神経の流れを乱す、日常でよく見られる感情的な2大要素は**「不安」**と**「恐怖」**です。また、〝自分だけよければいい〟という**「エゴ」**もよくありません。

この感情は、体にガンを起こしやすくするものです。ガン細胞は、エゴで染まった細胞の暴走といえるのです。

私の診療所を訪れる患者さんにも、心が不安と恐怖で満たされている方が多くいます。

体に起こる不具合は肩こりや腰痛、婦人病など、人によってさまざまですが、その背景には自分の将来に対する不安や会社や家族、友人に対する怒り、あるいは恐怖心などが隠れていることが多いものです。

この不安や恐怖を取り去ろうと思ってもなかなかうまくいきません。

なぜならば、**「神経の流れの狂い」がそれらの感情を生み出しているから**です。

つまり、**「悪い感情」と「神経の流れの狂い」はお互いを増長させる**のです。

そんな方々がここにご紹介する「ピンポイント療法」を行なうと、神経の流れが正され、まず心に変化が生まれてきます。

それまではヒステリックになりやすかった人が穏やかになったり、悲観的なことばかり口にしていた人が積極的な言動をするようになったり、自分を責める気持ちが消えて、自然と笑顔が増えていくようになるのです。

物事に対する受け止め方が変わり、自分を取り巻く環境にもよい変化が生じていきます。

神経の流れが整うことで、**自分本来の姿を取り戻していける**ようになります。

現代社会は神経の流れを狂わす要因が多いことは事実です。

でも、病気にもならず、症状もあらわれず、神経の流れの乱れの少ない健康な人もいます。

そんな人々の特徴はというと、愛と調和に基づいた「喜び」と「感謝」を常に心に抱いているということ。

食べるものに喜びと感謝を感じ、体が自分の為に存在していてくれることに喜びと感謝を感じています。

そういう状態で食べるものはすべて自分によいものとなり、そういう状態で活動することはすべて体によいこととなります。

神経の流れを正すことにより、食べるもの、運動すること、すべてが自分にとってさらに最適なものとなっていきます。

**健康であり続けるためには、神経の流れを促す生活習慣を身につけ、心の持ちようを変えること。**これも大切な要素です。

健康と幸せは自分で自由に創造できるのです。

## 本来の前向きなあなたが顔を出す!

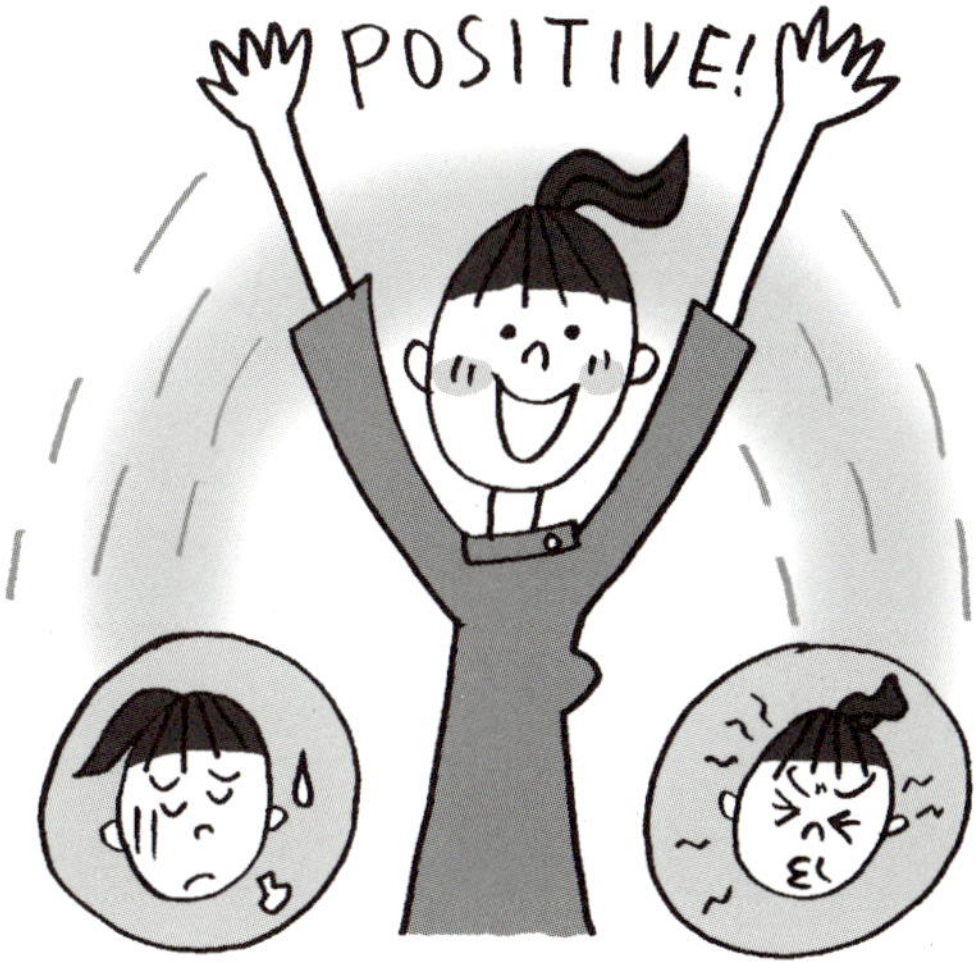

## 「自分の体は自分で守る」が基本

これまでご覧いただいたように、**「神経の流れ」に着目するということは、健康を守るうえで必要不可欠**なことです。

**①スムーズな流れを阻害しているものを取り除く**
**②「神経の流れの狂い」を自らの力で修正する**

この姿勢があってこそ、健康はかなえられます。

自らの体に起こっている不調、および病気から目を背けないでください。

もしもこれまで投薬や手術などの治療がうまくいかなかったとしても、どうかあきらめないでください。

神経の流れの狂いを正せば、健康はきっと取り戻せます。

さらには、生命エネルギーが高まって、生きることがもっと楽しくなったり、「なりたい自分」に近づくことも必ずできます。

私がかつて従事していた現代西洋医学は、患者さんの依存心をあおりたてるような側面がありました。

病院へ行かなければ病気はよくならない、だからクスリを飲みなさい、手術も必要だよ、と繰り返しいいました。

いうことを聞かなければ死んでしまうよ、歩けなくなるよ、と不安と恐怖でねじ伏せようとしました。

いま一度、原点に戻りましょう。

健康を保つ、また病気を治すのは、すべて〝神経の叡智〟です。

**すでにあなたの中にある力**です。

投薬や手術を受けても、神経の指令が思うように行き届かなければ、症状がよくなることはありません。

ですから、大事なことは現代西洋医学に頼り切ることではなく、神経の流れを正して、正しい指令で体を守ることです。

誰にでもできるシンプルな方法で、健康も幸せも自分の手でかなえることができます。その極意はすべて、本書に揃っています。

もう一度「自分の体と人生は自分で守る」という強い意識を持って、あなた自身の手で健康と幸福を実感してほしいと願います。

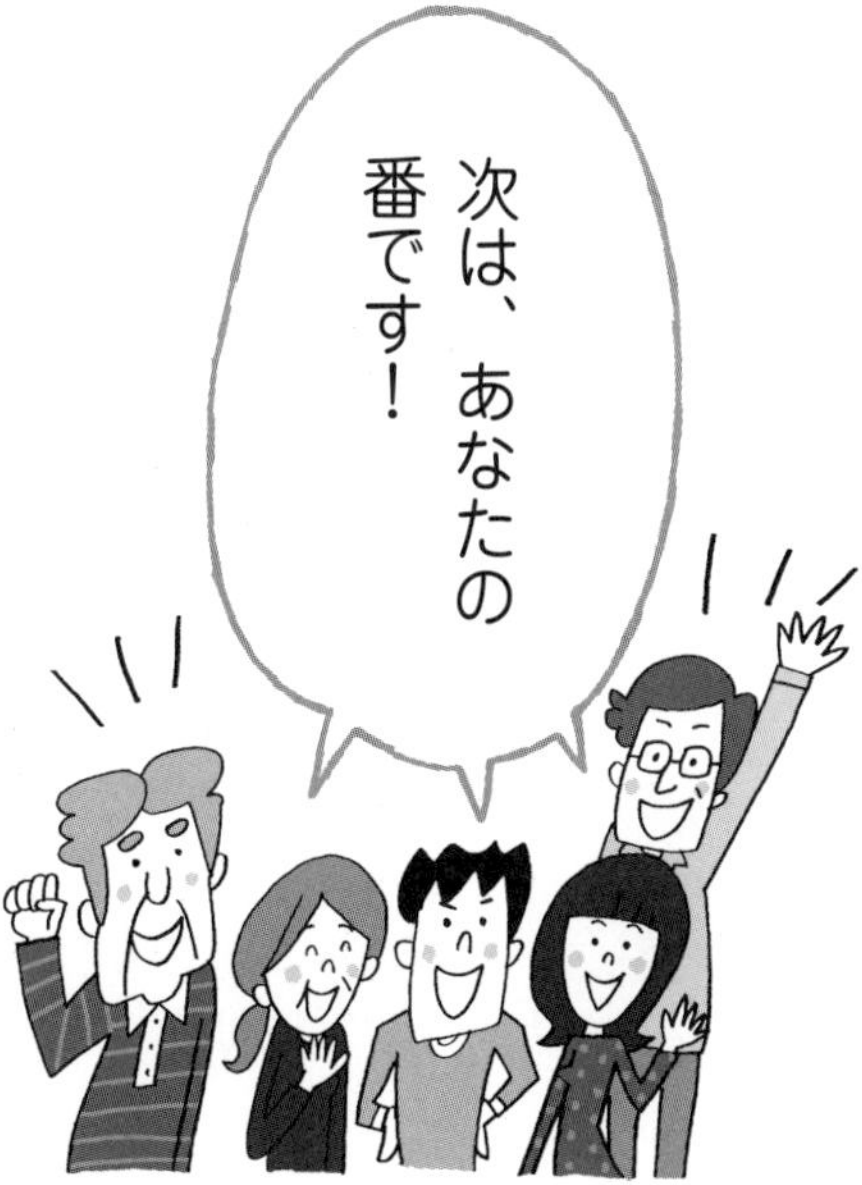
次は、あなたの
番です！

**ではなく、体に狂いがあるから食べたくなってしまう**だけのこと。

神経の流れがよくなれば、自然と野菜中心の食生活に切り替えてみよう、散歩へ出かけてみよう、体を動かしてみよう、と自分自身の欲求に変化が生まれるのです。

また、正しい消化、吸収、代謝により、太る余地がなくなっていきます。

私の患者さんの中には、それまで一度もダイエットに成功できなかったのに、ピンポイント療法によって代謝も上がり、何の我慢もなく、すんなり理想体重までやせられた人もめずらしくありません。

神経の流れが悪いと、運動しても効果は出ず、そもそも運動したくありません。しかし、神経の流れが改善すると、自然に体を動かしたくなったり、外出したくなります。運動効果ももちろん発揮されるようになります。

また、**いい神経の流れは、自然にポジティブで明るい心を生み出します。**神経の流れが正されれば、マイナスの感情がわくこともなくなります。気分も変わっていきますし、考え方も変わっていくのです。

コラム

## 神経の流れが整うと、うれしい変化がいっぱい起こる！

神経の流れに狂いがあるときというのは、自分にとって「悪いもの」がほしくなります。

たとえば、高血圧の人は塩分をとっているから血圧が高いのではなく、体に狂いがあるから塩分をとりたくなってしまうのです。

頭では塩分が大敵だとわかっていても、とりたくて仕方ない。けれど、食べると病状が悪化するから食べられないという、抑圧にさいなまれていきます。

しかし、神経の流れがよくなれば、体は自分にとって**「必要なもの」をほしがるように変わっていきます。**バランスのいい食事をしなさいといわれなくても、バランスを保つ能力が高まり、自然と「自分に足りないもの」「正しいもの」を求めるようになっていくのです。

代謝も活発になりますから、少々塩分が高いものを食べたとしても、すぐに体外に排泄できるようにもなります。また、摂取された食物は、正しく消化、吸収されるようになります。

ダイエットも同じです。

私からいわせると、**たくさん食べるから太っているの**

# Part 7

# 体験者に起こった奇跡の物語

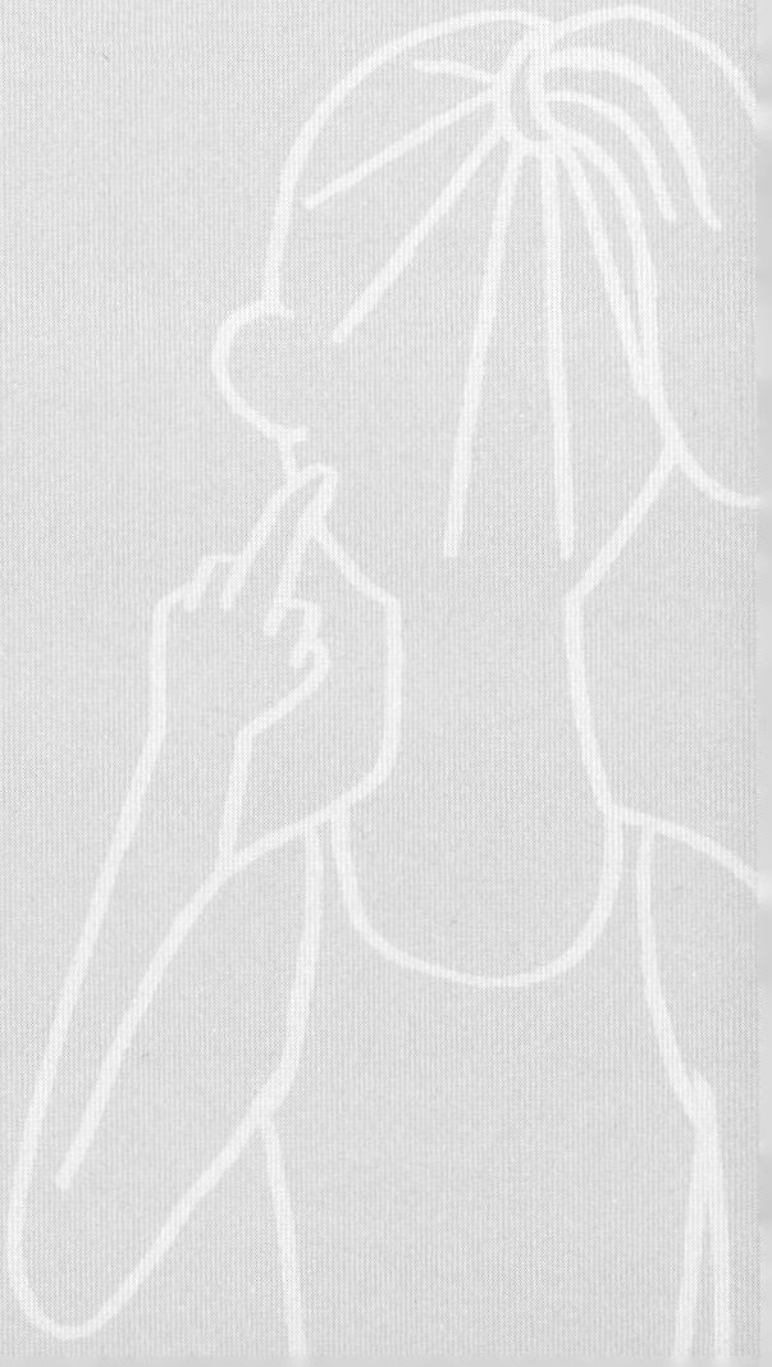

私の「診療所」には、毎日いろいろな病気や症状を抱えた患者さんが訪れます。

その多くが、いままであちらこちらの病院へ行ったけれども、いい結果が得られなかった、という「慢性病」もしくは「難病」に悩まされている方々です。

患者さんからひと通りの症状を聞くと、私がすることは、ほんの少し体に触れるだけ。それだけですが、長年悩んでいた症状や病気が劇的によくなったという人がたくさんいるのです。

ここでは、それはまさに〝奇跡〟という言葉がふさわしい回復をされた方をほんの一部ですが、ご紹介しましょう。

私がすることは、真の意味では治療ではありません。患者さんの「生命力」「体の叡智」をわき出させるお手伝いをするだけ。

あとは、みなさんが自分の力で〝奇跡〟を起こしているのです。

# 3カ月でガンが消え、健康体に！

20代・保育士

20代前半で保育士をしているYさん。

ある日不正出血があり、病院で受診すると、子宮頚部ガンと診断されました。

ガンの進行を示すステージは進行期である3といわれ、今後の治療をどうしたらいいのかと、私に相談がありました。地方新聞に載っていた私の記事を見て、興味を持ったそうです。

とても若いのですがしっかりとした性格で、ガンを告知されてもあわてている様子はありませんでした。

彼女の希望は、将来子どもを産みたいので手術で子宮を取ることはしたくない。抗ガン剤など強い薬も副作用があるから使いたくないので、他の選択肢を見つけたいということでした。

私の治療を受けるペースは、ガンの進行がかなり進んでいたので週に一度を4回、次に2週間に一度を数カ月、最後は月に一度にして、トータルで半年間続けました。

また、自分でやることとして、ピンポイント療法をしながらガン細胞が消えていく様子を毎日頭の中に描き、最後は「消えてくれてありがとう」と強くイメージし続けてもらいました。

その間、Yさんは定期的に病院で細胞診断を受けていたのですが、三カ月経ったころ、**「松久先生、ガン細胞が正常細胞になりました。ガンが完全に消えました！」**と、驚きと喜びあふれる表情で診療所に飛び込んでいらっしゃいました。

なぜガン細胞が消えたのか——。

現在の科学の常識では考えられないようなことかもしれません。しかし、私の考えは違います。ガン細胞ができてしまうのは、ガン細胞とガン遺伝子に対する脳からの指令が狂っているからです。その指令の狂いを神経の流れによって正せば、自然とガン細胞は免疫細胞により撃退され、ガン遺伝子はオフになります。

Yさんだけでなく、当院には多くのガン患者の方が来ています。みなさん、全身の神経の流れをよくすると腫瘍マーカーが下がったり、症状が緩和するなど、改善していくことが多いのですが、その中でもYさんの治療効果は劇的でした。

その後、しばらくして来院したYさんはガンの再発もなく、健康そのもの。結婚して幸せな毎日を過ごしていると報告してくれました。

# アトピー性皮膚炎が1カ月で好転！

生後3カ月・女児

診療所を開院して1年半が経ったころ、若いお母さんが生後3カ月の女の赤ちゃんを抱いて名古屋から来院しました。聞けば、生まれて2カ月が経つあたりから全身にアトピー性皮膚炎の症状が出始めたといいます。

顔から足の先まで真っ赤に腫れてしまい、皮膚科に連れていったところ、ステロイド剤（副腎皮質ホルモン薬）による治療しかないといわれました。しかし、副作用があることを知っていたお母さんは怖くなり、民間療法を調べていくつかの治療を試みたそうです。しかしどれも効かず、症状は悪化するばかり。

かわいい娘の顔に跡《あと》が残ってしまったらどうしようか、もうステロイド剤しかないのかとあきらめかけたときに、インターネット上で私のホームページにたどり着き、アメリカでのアトピー治療の効果を知ったそうです。

不安そうな顔をしているお母さんに私は、

「大丈夫。お母さんの選択は正しかったですよ。ステロイド剤は使えばすぐに皮膚から赤みや腫れが引きますが、やめれば元に戻ります。それどころか幼少期にこの薬を使うと、大人になってもアトピーに悩まされたり、いろんな皮膚トラブルが起こって、見た目の美しさが損なわれることがあります。さらには免疫力を乱して、体が弱い子になってしまうこともあるのです。そんな対症療法ではなく、神経の乱れを正して、根本から治しましょう」

という話をしました。

具体的な方法として、私は赤ちゃんの神経の流れをよくすることで、自然治癒力が働く必要がない状態を引き出すことを第一に考えました。そうすれば免疫の働きが最高の状態になり、症状も消え、強い体になっていくからです。

詳しく診ると、背中の下にある下位胸椎に神経の流れの狂いがあったので、毎回調整してそれを正しました。ここはアトピーなど免疫疾患を引き起こすことが多い部位です。

その後はお母さんにピンポイント療法を教え、赤ちゃんの首のうしろをやさしく押してもらいました。

その1カ月後――。

お母さんから「娘の肌がどこもスベスベです」と、うれしい電話をもらいました。

アトピーの改善にクスリはいりません。

神経の流れをよくして、自然治癒力が働く必要がない状態に整えるだけでいいのです。子どもだけでなく、大人であっても、それだけですんなり治るケースがほとんどです。

その後、お母さんからのお礼の手紙に同封されていた写真では、全身の赤みと腫れが消えた赤ちゃんが、ニコニコとよく笑っていました。

# あきらめていた赤ちゃんを授かった!

30代・主婦

これは、実は、私の妻の話です。

私たち夫婦は結婚して10年、子どもを授《さず》かりませんでした。結婚当初、勤務医だった私は毎日忙しく、子どもについて妻と話すこともありませんでした。

しかしアメリカに渡り、あいかわらず学業と仕事に追われる私とは異なり、妻は自宅でひとりきり。だんだんと家族を持つことを強く望むようになりました。

ところが、アメリカへ渡り5年が経っても授かりません。そのころには私も神経の流れを正すという治療経験をかなり積んでいたので、妻を診てみることにしました。

思い起こせば、妻は結婚当時からひどい生理痛に悩んでいました。とにかく痛みが強くて、動けなくなることもあるほか、手足がとても冷たいとよくいっていました。さらに頭痛もしょっちゅうあったのですが、体質だとあきらめていたようです。

妻の神経の流れの狂いは、ホルモンバランスを崩すことにつながっていました。そこで背中の下と腰の上の神経の調整をメインに、2週間に1回のペースで治療を開始したところ、2カ月後には手足がとても温かくなってきて、頭痛も起こらなくなりました。

その後は月に1回治療をしていたところ、1年後に自然妊娠しました。

そのとき妻は37歳。高齢出産になることもあり、私は妊娠中も月に一度は妻の神経の流れをよくする治療を続けました。母体の神経の流れがよければお産も軽く済みますし、また子どもにもいい影響が及んでいくことは明らかだからです。

そして、息子が誕生。

生まれるときも順調で、破水してから2時間後には助産師さんの家で出産という、極めて安産でした。

日本の病院では出産後、1週間近く入院するようですが、妻は初産であるにもかかわらず、数時間後には帰宅。6時間後には料理を作ったり、外出したりと、普段の生活を送っていました。驚かれるかもしれませんが、神経の流れが正常であれば、出産後の回復もとても早いのです。

私は生まれて4時間後に、息子の神経の流れも診ました。赤ちゃんにはお母さんの体内にいることや体外に出ることも、ストレスになるからです。

息子は現在6歳になりますが、一度も予防接種を受けたことがありません。小児科を受診したこともありません。私が常に神経の流れをよくしているので、いつも元気いっぱいなのです。

子どもを授かるにも、授かった子どもを強く育てるにも、神経の流れをいつもきれいにしておくことが第一。私はそう実感しています。

# 関節のつらい痛みも消えて、クスリが手放せた！

40代・会社員

U子さんは、全身の関節（とくに、膝、足首）にひどい腫れと痛みを訴えて来院されました。10年以上も関節リウマチの症状に悩まされており、強い薬である免疫抑制剤を飲み続けていましたが、いっこうによくなっていなかったようです。

初日の短い問診のときも「痛い、痛い」と繰り返し、将来が心配でしょうがない様子です。

治療を開始すると同時に、U子さんには、神経の流れを整える「ピンポイント療法」をご自分で実行していただきました。

治療開始後2、3カ月は、症状は非常に不安定で、軽快と増悪を繰り返していました。本人は、よくなると希望を持ち、悪くなると絶望するといった具合でした。

現在、治療してから1年ほど経ちますが、全身の関節の腫れはほとんど消失し、きれいな膝や足首になりました。痛みも時々、軽く感じるときがあるという程度です。

飲み続けていた薬も、医師と相談しながら少しずつ減らし始めています。

最近では、あきらめかけていたハイキングやゴルフも再開したようです。

慢性関節リウマチは、西洋医学では治らない病気で、一生薬を飲み続けなければならないとされています。

これは、神経の流れが狂ったままの状況であれば、その通りですが、神経の流れが整えば、医学では理解できない奇跡の治癒が起こるのです。

# 脳出血の後遺症が驚くほど改善！しびれ、痛みが消えた！

50代・会社員

脳出血や脳梗塞などの脳血管障害は、リハビリを行なっても後遺症が残りやすい病気です。脳の真ん中にある視《し》床部《しょうぶ》からの出血で手術を受けたKさんも右半身に麻痺が残りました。

リハビリ病院を退院後、麻痺のほかにも右半身に強いしびれと節々の痛みがあり、スムーズに歩くことができない状態となりました。そんなとき、以前私の治療を受けて腰痛が完治していた息子さんから当診療所の話を聞き、通院を希望されました。

Kさんの症状はしびれや痛みのほかにも、麻痺が強く残り、うまく字が書けないということでした。詳しく診てみると、右半身の筋肉はパンパンに張っていて、神経には上位頚椎部分に神経の流れの狂いが見つかりました。そこで神経の流れをよくする治療を週に1回ペースで1カ月、2週間に1回ペースを半年間続けていきました。

さらにピンポイント療法もすすめ、ご自宅で行なってもらいました。そうすると、最初の2、3カ月で歩き方がかなり改善されました。少し足を引きずることがありましたが、ご本人は1カ月後くらいから痛みが減り、ラクになったと言います。

半年経ったころには右半身の筋肉がかなり緩んできて、腰の張りもなくなりました。また高かった血圧もだいぶ安定してきたそうです。

Kさんは現在も月に一度治療に訪れて来ます。治療を始めて2年目となりますが、今では筋肉の張りの左右差がほとんどなくなり、私が見る限りでは歩き方にも違和感はありません。

脳出血の中でもとくに症状が重い視床部出血の後遺症で、ここまで回復されたケースはとてもめずらしいことです。

脳出血の後遺症は治療がとても難しいのが実情です。そのため最終的には治療をあきらめてしまう方も多いのですが、その前にピンポイント療法をぜひ実践してほしいと思います。

神経の流れが正常になることで血圧も適正に保たれますし、体中の機能がすべて整っていくようになります。

あとは体の叡智にゆだねることで、回復の助けとなるはずです。

# 食事制限なし、運動なしで、体重20キロ減!

10代・学生

肥満に悩むUさんは、子どものときからぽっちゃり体型で、体重は増え続けたため、これまでありとあらゆるダイエットに挑戦してきました。

「体に悪いのですが、食べないダイエットもしました。それでも体重は減りません。生活習慣病も心配ですし、どうにかやせたいので助けてください」

そう言って来院されたUさんは、体型の悩みだけでなく、まだ若いのに肥満から来る腰痛や首の痛みも抱えていました。

診察してみると、Uさんは甲状腺の機能低下による肥満であるとわかりました。下位頚椎の神経の流れに狂いがあり、代謝能力もかなり弱くなっていました。

そこで、神経の流れを整え、代謝能力の向上を促しました。

その後、ピンポイント療法を自宅でしてもらっていたところ、1カ月後には腰痛の改善は見られたものの体重に変化なし。ところが、その後から一気に痩せ始めました。

はじめて診療所に見えられてから1年が経ちますが、現在は、体重は20キロ以上減っています。痩せたことで歩くことがラクになり、見た目もかなり変わったと周囲の人から言われるそうです。

Uさんは私の治療以外はとくに何もしませんでした。腰や膝に痛みが出やすくて運動はできませんでしたし、ダイエットもしていないと言います。

食事は規則正しく食べて、あとは毎日ピンポイント療法をしていただけだそうです。ご本人は「これまでの苦労がウソのようです。健康不安もかなり解消されましたし、少し自分に自信もわいてきました」と言います。

肥満になるのは、脳からの指令に狂いがあるからです。Uさんのように神経の流れが悪い状態が長く続くと、自己流のダイエットをしても効かないことが多々あるのです。

神経の流れをよくして根本から脳の指令を正せば、食べたいものも生活習慣も変わっていきます。特別な努力をしなくても、自動的に自分本来の健康的な体型に整っていきます。それはとても自然で、心地よい変化なのです。

本書は、本文庫のために書き下ろされたものです。

# 「首《くび》のうしろを押《お》す」だけで健康《けんこう》になる


著者　松久　正（まつひさ・ただし）

発行者　押鐘太陽

発行所　株式会社三笠書房

〒102-0072 東京都千代田区飯田橋3-3-1

電話　03-5226-5734（営業部）03-5226-5731（編集部）

http://www.mikasashobo.co.jp

印刷　誠宏印刷

製本　宮田製本




ISBN978-4-8379-6662-3 C0130




王様文庫